子どもの目が危ない

「超近視時代」に視力をどう守るか

大石寛人 Ohishi Hiroto
NHKスペシャル取材班

NHK出版新書
657

はじめに

「近視」。この言葉を聞いて、深刻なイメージを持たれた方はどれほどいるだろうか。

私たち一般の人間はもちろん、専門家たちにすら「近視はメガネをかけて（コンタクトレンズをつけて）矯正すれば、日常生活を問題なく送ることができ、それ以上のことは必要ない（あるいはできない）」と少し前まで考えられてきた。しかし近年、そうではないということが、急速に明らかになりつつある。

世界保健機関（WHO）はレポートを公表し、2050年には世界人口の約半数にあたる50億人が近視になるとの研究機関の試算を引用した。その上で、これに伴って失明する人の数も急激に増加する可能性があるとし、「**公衆衛生上の危機**」と警告を発している。

日本も例外ではない。それどころか、日本が属する東アジアは「最も近視の多い地域」

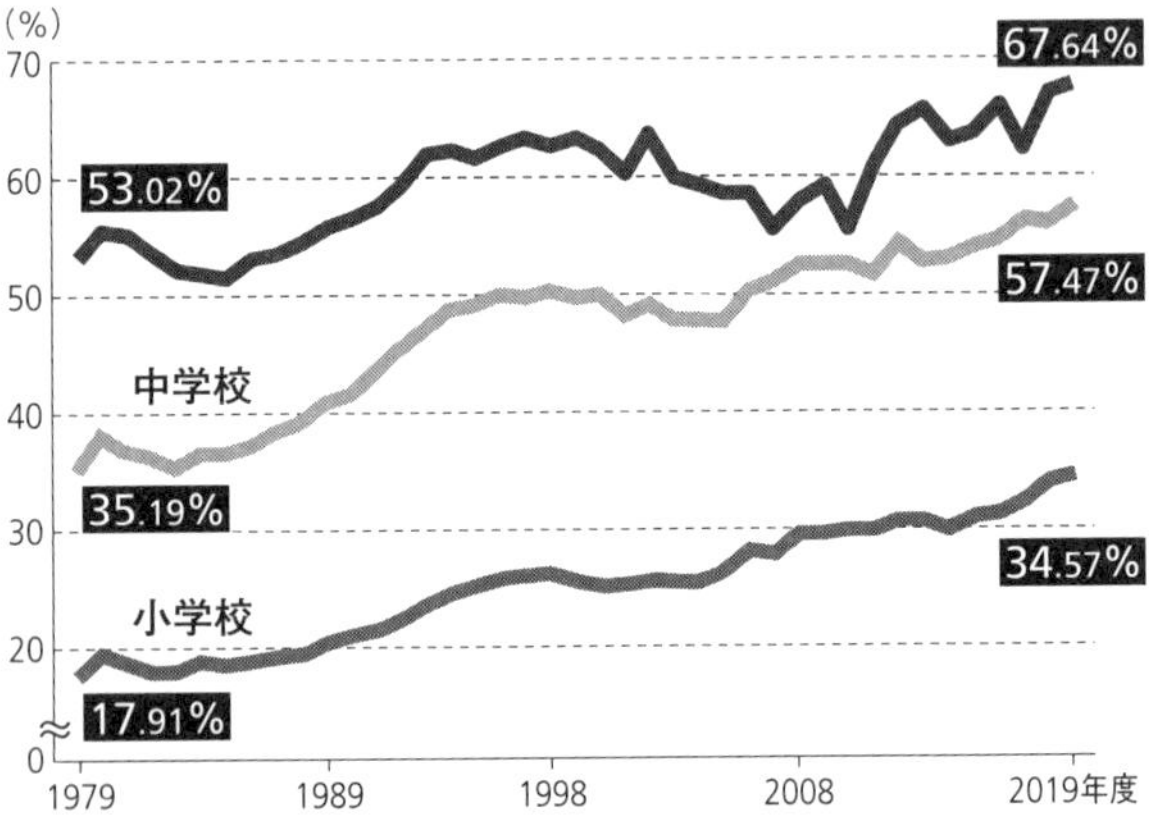

視力1.0未満の割合

小・中・高のすべてにおいて記録史上、最も悪化していた。

文部科学省「学校保健統計調査」より作成

だ。文部科学省が行う「学校保健統計調査」でも、視力１・０未満の子どもの数は増え続け、２０１９年度には、小学校・中学校・高校で調査を開始して以来、最悪の数値が記録されている。遠くのモノがボケ、矯正なしでは近くしか見えない人の数が右肩上がりに増加する、まさに「超近視時代」の到来である。

ＮＨＫの取材班が専門家と協力して２０２０年に独自に行った約６００人の小学生の目の調査からも、**全体の半数以上、６年生では８割近くが近視**だという実態が浮かび上がってきた。現代の子どもたちの目に、いったい何が起こっているのか。取材を進めると、驚くべき事実がわかってきた。

まず**近視の子どもの目では眼球の長さ（奥行き）が伸びてしまっている**、ということ。眼球は一度伸びると元に戻ることはない。この伸びによって、白内障や緑内障など様々な合併症のリスクが上昇。近視の進行が強度に至った一部の人では目の機能が著《いちじる》しく低下し、目の合併症だけでなく、うつ病など意外な病気と関連することも報告され始めている。

一方、リスクだけではなく近視への効果的な対策も明らかになりつつある。世界中の研究者が、この危機に立ち向かう方法について調べ、成果が上がり始めているのである。より具体的に言えば、**「近視の進行を抑制する新しい治療法」と「近視は生活習慣を変えることで対策できる」**ということだ。

遺伝だからしかたがない……とも考えられてきた近視。しかし、それを引き起こす原因も対策のカギも、私たちの毎日の生活の中に隠されていることが、研究結果から次々と証明されてきているのだ。

また、子どもはもちろん、すでに近視になってしまっている大人にもできることがある。

それは、自分にぴったり合ったメガネやコンタクトを選ぶことだ。その方法については、第4章で詳しく紹介したい。

じつは、4万人以上の目を診察してきた専門医を取材したところ、診療実感として、メガネやコンタクトが合っていない人は8～9割に及ぶ……という衝撃的な言葉が返ってきた。間違った矯正を行うことで、「ピントが合いづらい」「目が熱い・痛い」といった症状のみならず、頭痛や肩こり、めまいなどの眼精疲労につながっている人が非常に多いというのだ。

しかも、子どもの場合には眼精疲労だけでなく、近視進行のリスクを高めてしまうこともわかってきている。

目や近視の分野は、身近で関心が高いからこそ、「誤った常識」が世の中に蔓延《まんえん》しているように思う。一方で、近年の研究で明らかになった、私たちに有益な「新常識」や「対策」は世の中に十分浸透しているとは言えない。

まずは「知ること」から始めていただければと思う。それが「超近視時代」にあって、子どもたちの、そしてあなた自身の目を守るための着実な足がかりになるはずだ。

本書は、NHKスペシャル「わたしたちの〝目〟が危ない　超近視時代サバイバル」およびクローズアップ現代＋「近視の常識が変わる！」などの番組を書籍化したものだ。放送された番組には盛り込めなかった解説や取材結果を大幅に加筆してある。

番組制作にあたって東京医科歯科大学の大野京子さんと、梶田眼科院長の梶田雅義さんに何度も話を伺い、撮影にもお付き合いいただいた。また、本書の出版に際しては、医学的な内容についてチェックをしていただいた。お二人には厚く御礼を申し上げます。

子どもの目が危ない――「超近視時代」に視力をどう守るか　目次

序章　超近視時代の〝常識〟を更新しよう

本題に入る前に、簡単に本書の「読み方」を説明しておきたい。本書は、必ずしも最初から読む必要はなく、みなさんが持っている知識や、目の悩みの違いによって「知りたい」項目から読めるようになっている。多くの疑問に答えられるよう、できるだけ最新の研究データを用いながら、わかりやすく解説していきたい。

本章では、そのガイドとなるよう、NHKスペシャル「わたしたちの〝目〟が危ない」の取材中や放送後に、周りのスタッフや取材先、視聴者から数多く質問されたポイントについて、まず端的に回答する。

回答とともに、それぞれの項目について詳しく解説した章も記したので、どこから読むかを考える上での参考にしていただければと思う。

❶近視対策はメガネをかける（コンタクトレンズをつける）だけですむのか？

↓第1章、第2章

これまでは目の専門家の多くも「近視はメガネなどで矯正すれば問題ない」と考えてきた。ところが近年になって、近視の原因や、近視によるリスクが次々と明らかになってき

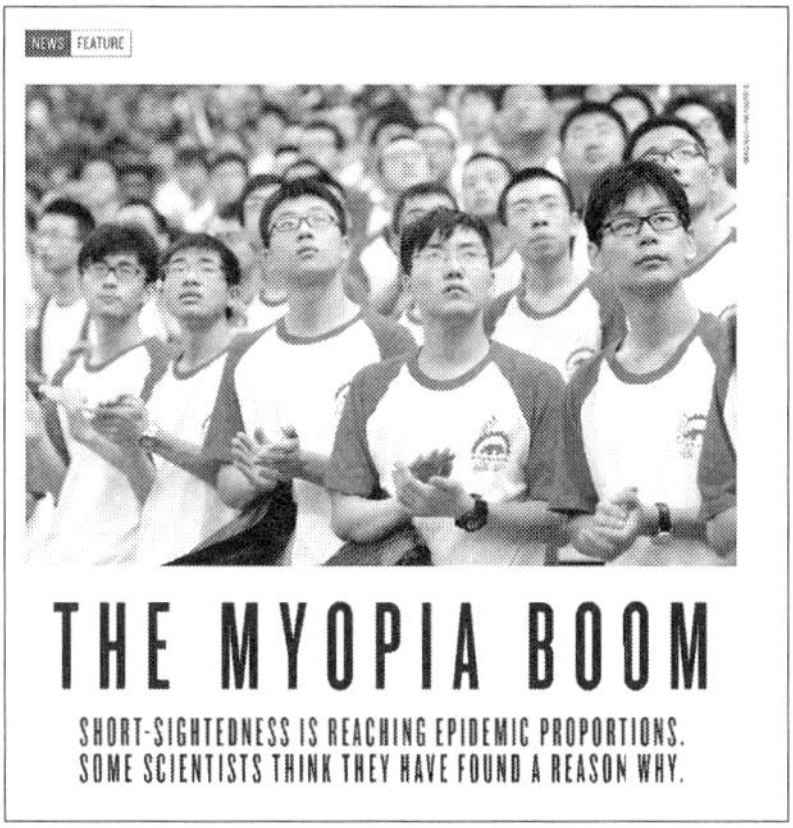
NEWS FEATURE
THE MYOPIA BOOM
SHORT-SIGHTEDNESS IS REACHING EPIDEMIC PROPORTIONS.
SOME SCIENTISTS THINK THEY HAVE FOUND A REASON WHY.

Nature誌に掲載された近視論文

世界中で近視が増加していることに加え、その理由として生活環境の変化を挙げている。近視によって、白内障・緑内障・網膜剥離など失明に至る合併症のリスクも増大するとした。近視研究のムーブメントの高まりの、大きなきっかけの一つとなった。

E. Dolgin: The myopia boom. *Nature* 519(7534): 276–278 (2015)

た。「視力が低下して見えにくい」という症状は、近視が引き起こす結果の一つであって、ほかにも多様かつ深刻な影響があるとわかってきたのだ。

専門家のインタビューで特に印象深かった一言がある。それは**「万病のもと」**という言葉だ。近視を入り口に、目の機能が低下して失明に至るリスクが上昇するだけでなく、うつ病など、一見、目と関わりのなさそうな病気のリスクまで高まり、その後の人生を大きく変えてしまう。

番組ゲストとして出演した、お笑いコンビ「ずん」の飯尾《いいお》和樹《かずき》さんも、長年メガネを使ってきた。飯尾さんは収録の最後に、「ごめんなさい、近視を甘く見ていました……」と述べていたが、これこ

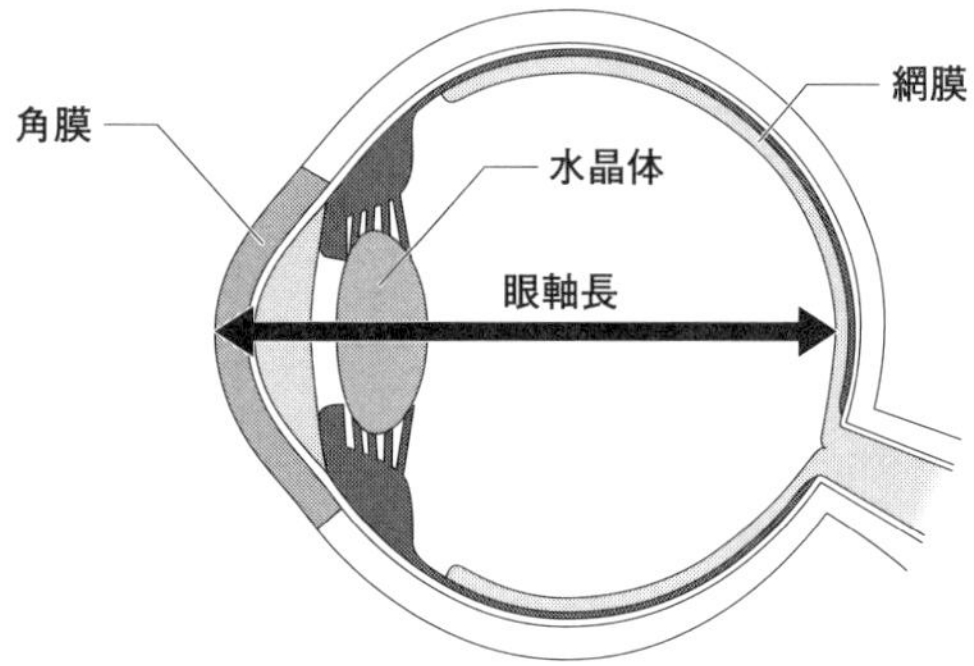

眼軸長

角膜から網膜までの目の奥行き。これまでまったく把握されていなかった。

そまさに取材した私たち自身の率直な感想である。

メガネやコンタクトレンズで「視力を補正する」ことができたとしても、これはあくまでその時点での見え方を器具で補っているだけであって、根本的な「近視の解決」にはならない。近視の主な要因である「眼軸長（眼球の奥行き）の伸び」を食い止める対策が必要だ。

この目の変化＝眼軸長の伸びについては、これまで政府の調査ではまったく把握することができていなかった。近年の子どもの近視増加に伴い、政府もいよいよ眼軸長の伸びの大規模な調査に乗り出したところだ。

そこで第1章では、いま近視によって私たちの目に何が起きているかを、番組独自の調査をもとに明らかにしたい。また第2章では、その目の変化が健康にどのような影響を及ぼす可能性があるかを明らかにする。

2 近視は遺伝だから、どうしようもないのか？
↓第3章、第4章

正直に言うと、私も取材を始めるまで「近視は遺伝なので、どうしようもない」と思い込んでいた（私の両親はともに近視であり、私自身も近視だ）。しかし、取材をしたオーストラリアの近視研究者は、こう話してくれた。

「近視を抑制する対策は、科学的に確かめられ、すでに存在しているのです。それは、いま、この瞬間から始められることです。費用もかかりません。それなのになぜ、みんな始めようとしないのか。それは研究の成果が知られていないからなのです」

論文としてまとめられ、いまや専門家の間では「常識」となっていることなのに、多くの人がまだそれを知らず、「どうしようもない」と諦めてしまっているのが現状だというのだ。

さらに、その研究者は、**近視に関しては遺伝的な要因よりも環境的な要因のほうが強いという研究結果も出ている**、と続けた。

世界が認め、すぐにでも始められる近視の対策については第3章で、また近視を進行させないための「自分にぴったりのメガネ（コンタクトレンズ）」のつくり方は、第4章で解説する。

3 なぜ、近視の人が増えているのか？

↓第1章、第3章

近視人口はここ50年ほどで急激に増加している。これは何かの偶然だろうか。もちろん、そうではない。

まずこの「50年ほどで」という期間が大きなヒントの一つだ。これは、「遺伝的な要因」では決して説明のつかないスピードだ（遺伝の場合には、１００年以上のスパンで、世代が変わる度に、緩やかに変化が起こると考えられている）。では何が近視を増加させているのだろうか。

それは、私たちのライフスタイルの劇的な変化だ。

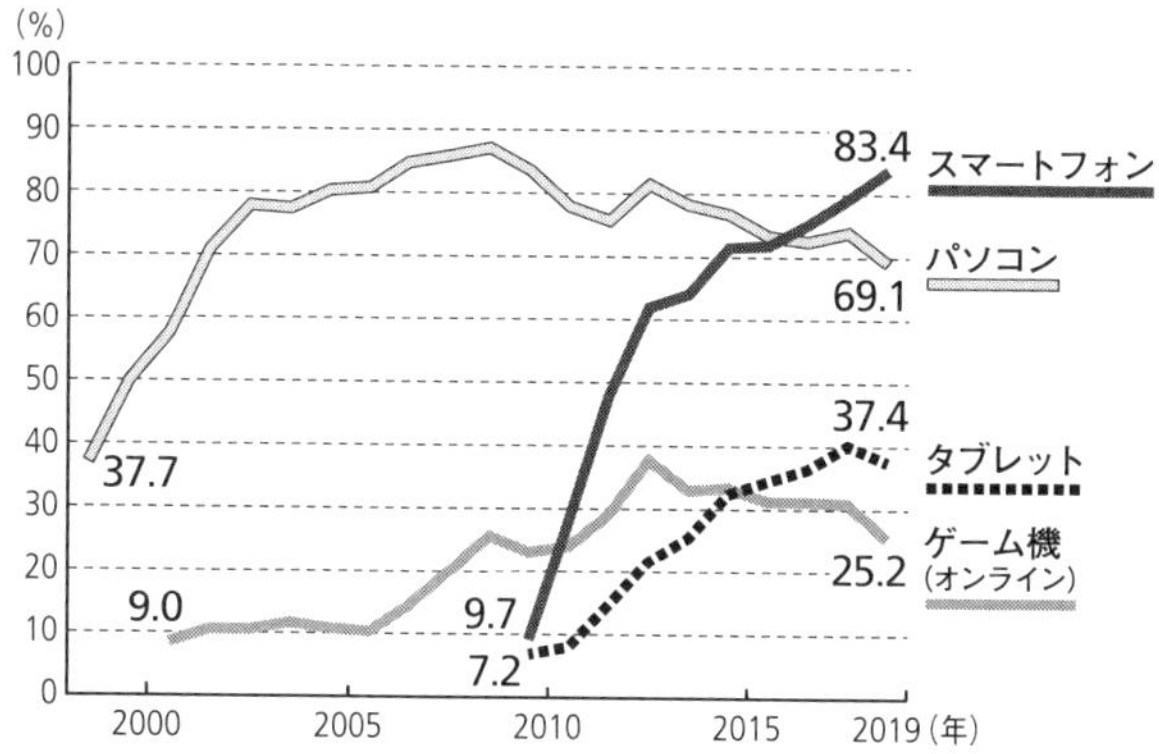

IT機器の世帯保有率

総務省「情報通信白書」より作成

中でも注目すべきは、やはりデジタルデバイスの普及だろう。スマートフォンにパソコン、タブレット、携帯型ゲーム機。これらの多くが、いまや生活になくてはならないものになっている。総務省の調査によれば、スマートフォンの世帯保有率は、2010年では9・7パーセントだった。しかし、わずか9年後の2019年には83・4パーセントと急激に増加している。

「目とモノとの距離」。これは本書の大きなキーワードの一つでもあるが、これが時代が進むにつれて急速に近くなっている。また、新型コロナウイルス感染症の拡大による外出自粛・リモートワーク増加の影響も、世界的に深刻な問題となっており、近視増加の大きな要因になっていると考えられている。

そこで、現代生活において近い距離でモノを見る作業の量はどれくらいなのか、それが目にどのような影響を与えるかを第1章で見ていく。また、海外で行われている最新の近視対策については主に第3章で扱いたい。

4 メガネ（コンタクトレンズ）をどう選ぶべきか？

→第4章

私自身、取材を始めるまではまったく知らなかったことなのだが、専門家からは「（メガネ〔コンタクトレンズ〕をつくる際に）まずは視力を基準にすることから離れてみましょう」と提案された。視力以外に何を基準にすればよいのかと戸惑う私に、専門家は明快に答えた。

「遠くが見える、ということではなく、**『楽に見える』ことを基準にメガネやコンタクトレンズを処方**してもらってください」

中学生の頃からメガネとともに人生を歩んできた私だが、初めて聞くことばかりで衝撃の連続だった。実際、新しい処方でつくり直したメガネをかけると劇的に目が楽になった。テレビ番組制作の仕事は、構成や台本の作成から映像の編集まで、モニター画面を見ながら行う作業が多い。本書のもととなった番組を無事に完成させられたのは、新しく作成したメガネのおかげでもあるかもしれない。

さらに、間違ったメガネがもたらす「近視を進めるリスク」を低減する可能性についても研究が進んでいる。自分に合ったメガネをどのように選べばいいのか。少し変わった実験を交えながら、第4章で紹介する。

5 レーシックは近視の解決法になるか?

レーシックとは、眼球の表面にある「角膜」の一部をレーザーで切除・除去し、そのカーブの形を変えることで、視力を矯正する手段だ。近視の人であっても、メガネやコンタクトレンズなどを装用することなく、裸眼でも視力を上げられるという利点がある。「よく見える」という観点からすると、近視の解決策と言ってもよいだろう。

一方で、注意しなくてはならないのは、多くの人の近視の要因となっている「眼球の伸び」自体を元に戻すことはできないということだ。つまり眼軸長の伸びによる様々な合併症のリスクを下げることはできないのである。

また、「眼精疲労」という観点で考えると、「どの距離を負担なく見られるようにするか」が非常に重要となる。視力1・0や1・2といった基準に合わせると、「遠くがよく見える」一方で、デスクワークやスマホ作業の際に負担がかかる可能性がある。

レーシックは、一度施術を行うと負担なく見られる距離を簡単に変えることができない。そのため「老眼」が進むと、結局、メガネ（老眼鏡）をかける必要に迫られるという本末転倒な状況に陥《おちい》る場合も少なくない。

さらに、レーシック手術には術後の合併症発症リスクがあるため、消費者庁は、2013年に「手術を受ける際は、リスクについて医療機関から十分な説明を受けて理解した上で、本当に手術が必要かどうか、よく検討する必要があります」と声明を発表している。[*1]

「間違った」矯正によって近視のリスクが高まる理由、そして眼精疲労に陥るメカニズムなどは、第4章で詳しく述べる。併せて、自分にぴったりのメガネ・コンタクトを選ぶ方法についても、同章で解説する。

6 視力を回復させることは可能か？
→第1章、第2章

先に挙げたレーシックのように見え方自体を改善させる（裸眼の状態で遠くが見える状態にする）ことは可能と言える。また、レンズの役割をする水晶体の調節を司《つかさど》る筋肉が緊張することによって遠くが見えない状態（仮性近視）を、点眼薬などを使って一時的に緩和するといったことも可能かもしれない。

しかし、多くの人が望んでいるような慢性的な近視の解決、つまり「眼球の伸び」自体を改善させて元に戻すことは、現在のところ不可能だと考えられている。「目がよくなる」「近視が治る」などと謳《うた》う商品やサービスを選ぶ際は、それが具体的にどのような効果のことを指すのか、その根拠は何なのかを注意深く見極める必要がある。

また、対策を行ったとしても、近視が進んでしまうケースも多い。近視の進行を抑制する科学的に効果が確かめられた対策が次々と見つかっていることは事実だ。しかし、これらの対策は「進行を完全に止める」ものではなく、あくまで「抑制」するものだ。

特に、体の成長とともに眼球も大きくなり、それにつれて眼軸長も伸びていく小学校から高校にかけての時期は、対策を取っても近視が進行してしまう子どもも多い。「メガネをかけると目が悪くなる」という俗説は、近視が進み始める時期＝メガネをかけ始める時期と、その後の「近視が進行する時期」が重なってしまうことから言われたことだろう。

しかし、第2章で触れるように、眼軸長は伸びれば伸びるほど、合併症の発症リスクなどが高まってしまう。様々な対策によって進行を抑制することは非常に意義のあることなのだと、ぜひ覚えておいていただきたい。

例えば、適切な度数のメガネで進行を抑制できれば、何もしていない場合に比べて最終的に到達する近視の度合いは軽減される可能性が大きい。「進行が完全に止まらない」からといって、「対策に意味はない」と思わないで試行を続けてほしい。

7 本当に効果がある対策とは？

↓第3章、第4章

巷《ちまた》に溢《あふ》れる、目や近視の情報のうち、科学的に効果が確かめられているものは、いったいどれくらいあるのだろうか。いま、近視の発症や進行を予防できる対策としては、例えば次のようなものに科学的根拠（エビデンス）が示され始めている。

・日中に屋外にいる時間を、1日2時間以上にする。

・目とモノとの距離を、30センチより離すようにする。

・30センチ以内の作業をする時は20分に一度、20秒ほど遠くを見て休憩をする。

・度数が強すぎるレンズを使ったメガネ（コンタクトレンズ）から、適切なものに変える。

・眼科医と相談の上、低濃度アトロピン点眼薬やオルソケラトロジーなど、効果の確かめられている治療方法を検討する（第3章で詳しく述べる）。

これらは、すべて研究成果から導かれた対策だ。科学的根拠には様々なレベルがあるが、右に挙げた具体例は、いずれも一定のレベルを超えた「確かな」成果が上がっているものと言える。

逆に、よく言われるような「暗いところで本を読まない」「部屋の照明は明るいほうがよい」「メガネをかけないほうが、近視が進まない」「ブルーベリーやサプリメントの摂取は目によい」といった俗説や、「視力回復トレーニング」には、いまのところ根本的な対策になる（眼軸長の伸びを抑える、あるいは元に戻す）という科学的根拠は見つかっていない。

今後、新たな根拠が見つかる可能性はあるが、現状、選択するのであれば、科学的に確かめられた対策をおすすめしたい。世界中で研究の進む近視対策については第3章で見ていく。また、メガネやコンタクトの選び方は第4章を参考にしてほしい。

8 すでに近視の大人に、できることはあるのか？

→第2章、第3章、第4章

当事者として私も、「すでに近視になった大人でも、できる対策はあるのだろうか？」という疑問を持ちながら、常に取材に当たってきた。

しかし残念ながら、大人に関する近視の実態・対策の研究例は極めて少なく、世界的にもデータがほとんどないのが実態だ。本書で紹介する近視の発症・進行予防の対策は、ほとんどが子どもに対する研究でわかってきたものだ。大人で近視が進行し続ける割合は子どもに比べて高くなく、進行速度も遅いため、検証がしづらいのだ。しかし、だからといって、子どもの近視対策が大人に効かない、と結論付けられているわけではない。

専門家は「成人になって初めて近視が発症（進行）する、成人発症（進行）近視の報告も増加しており、大人の対策の重要度は増している。子どもでわかってきた対策を意識することは無駄ではないはずだ」と話している。目の仕組みが同じである以上、効果の大小はあるにせよ、期待はできるというわけだ。

もう一点、大切なのは、**近視が招く合併症のリスクを把握すること**だ。近視は、一度進行すると元に戻すことは難しい。一方、合併症は早期に発見すれば治療の選択肢は広がり、より高い効果も期待できる。すでに近視が進んでいる大人も、その結果として引き起こされる、いわば〝二次災害〟への備えを行うことが可能というわけだ。

知っておくべき、近視が招く具体的なリスクについては第2章に、子どもで効果が確かめられている対策については第3章に記した。また、眼精疲労の対策を含めたメガネ・コンタクトレンズの選び方については、第4章で見ていく。

9 在宅での仕事や勉強で気をつけるべきことは？
→第3章、第4章

私がいま、この文章を自宅で書いているのと同様、みなさんも在宅勤務をする機会が増えているかもしれない。次のような項目に心当たりはないだろうか。

・スマホ、新聞、本などを離して読むようになった。
・夕方になると色々なものが見えにくいと感じる。
・文字を読む作業や、手元の作業に集中できない。
・目の奥が痛む。
・肩こりや頭痛が前よりもひどくなった。
・以前より大きな文字を書くようになった。

もし、当てはまるものがあれば、それは「目の悲鳴」の可能性がある。合わないメガネやコンタクトレンズによって目のある部分に疲労が蓄積し、機能を低下させているかもしれない。子どもに関する研究では、場合によっては近視を進行させるリスクが高まり、大人では眼精疲労に直結する。

超近視時代に生きる私たちにとって、眼精疲労は非常に身近なリスクだ。何か対策はないのだろうか。もしあなたやあなたの子どもが、いまも近視が進行しているのであれば、7で挙げた項目はすべて試す価値があるかもしれない。それぞれを日常生活で実践するためのヒントが、第3章の専門家のアドバイスからさらに詳細に見えてくるはずだ。

超近視時代において、目とモノとの距離はどんどん近づいている。近くを見続けることで眼軸長の伸びが進行するだけでなく、眼精疲労も生まれやすい環境になっているのだ。近くのモノを見るために必死で焦点を合わせ、ハッキリと見ようとする目のがんばりが目が熱い・痛いと感じたり、夕方には視界のぼやけやかすみ、さらには頭痛、肩こり、めまいや吐き気にまでつながってしまう可能性がある。

これらの問題を解決するための心強い味方が、メガネ（コンタクトレンズ）だ。自分にぴったりの度数、機能を持ったメガネを使うことで、眼精疲労は大きく軽減できる。そしてその際の基準は、前述した通り視力ではなく、楽に見えることだ。

第4章では、実際のメガネ（コンタクトレンズ）選びを取材したが、「世界が変わったようです」といった声や「これまでメガネ選びをないがしろにしていたことが改めてわかった」という声が多く寄せられていた。みなさんにもそれを実感していただきたい。

10 ブルーライトカットは有効か？
→第1章、第4章

２０２１年３月、ある企業が東京・渋谷区のすべての公立小中学生にブルーライトカットメガネを寄贈する、と発表した。スマホの普及のほか、プログラミング授業や、児童・生徒１人につき１台のパソコンを配備する文部科学省の「ＧＩＧＡスクール構想」に対応してのことだろう。

このニュースを聞いて、みなさんはどうお感じになるだろうか。「へえー、いいじゃん」と思われた方も多いのではないだろうか。しかし、日本眼科医会や日本眼科学会など、目の関連学会から、次々とこの発表への懸念が声明として出されることになった。[*2]

「いったいなぜ？　ブルーライトって目に悪いんでしょ？」と思われるかもしれないが、

「ブルーライトが目に悪い」という科学的な確たる証拠は、じつはいまのところないのだ。

例えば、2021年2月に発表された論文では、ブルーライトカットレンズを使用して、パソコン作業の眼精疲労が軽減されたかどうかを検証している。120人の被験者が、自分がかけているのがブルーライトカットレンズかどうかわからない状態で2時間作業を行う、という研究だ。その結果、ブルーライトカットレンズをかけた人とかけていない人で、眼精疲労に差が見られなかった、と結論付けられた。[*3]

この研究結果を受けて、アメリカ眼科学会は、ホームページ上で次のようにはっきりと述べている。

「ブルーライトカットレンズは、デジタル作業による眼精疲労の症状を改善しない可能性が示されています。このためアメリカ眼科学会は、ブルーライトが、目にダメージを与えるという科学的証拠が十分でないため、ブルーライトカットレンズを推奨していません」

今後、ブルーライトの目への悪影響が研究として示される可能性はもちろんある。しかし、科学的な根拠がない状況で教育機関に配布されることに、眼科医や研究者たちが懸念を示したというわけだ。日中も含めてブルーライトをカットしてしまうことで、思わぬ悪影響が出る可能性もないとは言えない。

同じく、アメリカ眼科学会は2018年、要約すると次のような解説をホームページに出しており、参考になる。[*4]

・例えばスマートフォンからのブルーライトを見続けて失明するとは考えにくい。
・ブルーライトが体内時計を狂わせるという科学的根拠は存在する。
・就寝前のデジタルデバイスの使用制限やブルーライト低減の設定は推奨できる。
・ブルーライトとは関係なく、液晶画面を見続けることでまばたきの回数が減少したり、画面と異なる距離の場所に一時的に焦点を合わせにくくなったりすることがある。
・結果として眼精疲労が生じることはある。

ブルーライトが近視の発症や進行、眼精疲労など目に直接影響を与える……ということではなく、体内時計との関係について述べられている。そして眼精疲労や近視を進める影響が大きいのは、ブルーライトではなく、やはり、目とモノとの距離ということだ。

近くを見続ける習慣がいかに近視や眼精疲労を生むかについては、第1章と第4章で詳しく述べる。

ここまで読んできて、いかがだっただろうか。「そうだったのか……」と思わせられることが、いくつかあったのではないだろうか。

「目」からの情報は、脳が得る情報の約8割を占めると言われている。それだけに、目の不調や疲労は生活の質や作業・仕事の効率を大幅に落としてしまう。子どもの視力低下も、周りの大人にとっては非常に大きな心配事になるだろう。

だからこそ、巷には目に関する様々な情報が溢れている。それは文字通り玉石混交《ぎょくせきこんこう》で、どこにも確かな根拠が存在しないものも、残念ながら少なくない。「超近視時代」の中で、子どもや自分自身の目を守るためには、正しい知識を身につける必要がある。

その時に重要になるのが、科学的な確からしさだ。科学は万能ではないが、私たちが日常では試せないような大がかりで長期的な検証と、これまでの研究の蓄積にもとづいた分析を可能にする。

近年、目や近視、眼精疲労の従来の常識は、大きく覆《くつがえ》されつつある。次章からの詳しい解説を読んで、目や視力を健全に守るための習慣を身につけていただきたい。

注

＊1　消費者庁「レーシック手術を安易に受けることは避け、リスクの説明を十分受けましょう!」、http://www.kokusen.go.jp/pdf/n-20131204_1.pdf

＊2　日本眼科医会ＨＰ「小児のブルーライトカット眼鏡装用に対する慎重意見」、https://www.gankaikai.or.jp/info/20210414_bluelight.pdf

＊3　S. Singh et al.: Do blue-blocking lenses reduce eye strain from extended screen time? A double-masked, randomized controlled trial. *American Journal of Ophthalmology*, 226: 243-251 (2021)

＊4　American Academy of Ophthalmology: No, Blue Light From Your Smartphone Is Not Blinding You, https://www.aao.org/eye-health/news/smartphone-blue-light-is-not-blinding-you

第1章　子どもの目に異変が起きている

——知られざる〝8割近視〟の実態

いま日本はもちろん、世界で近視人口が急激に増加している。

最も顕著に変化が表れているのが、子どもたちだ。小学生から高校生にかけての時期は、体の成長とともに近視が進行することが多く、この時期に発症・進行する近視には専門用語としても「学童近視」という特別な呼び名があるほどだ。近年、この学童近視の進行の具合が、「異常」と言ってもよいほど加速していることがわかってきた。

そこには、じつは近視が「眼球の伸び」によってもたらされるという事実も、深く関係している。なぜ、いま近視が急増しているのか。そこに私たちのライフスタイルがどんな影響を与えているのか。近視研究の最前線を見ていこう。

休校明けに視力低下の子どもが増加

「心配なのは、特に子どもたちの目です。私が校医をしている学校でも、新型コロナウイルス感染症による休校の直後の視力検査で、すごく悪化していたという報告がありました。環境の変化が子どもたちの目に与える影響が予想以上上で、本当に驚きました」

２０２０年10月、日本眼科医会常任理事（学校保健担当）の柏井真理子さんに、オンライン取材で話を聞いた時の言葉だ。当時から外出自粛や休校が、子どもたちの視力低下に影響を与える可能性は指摘されていた。しかし、具体的にどの程度の影響があるかは漠然としたままだった。

そこでオンライン取材の後、柏井さんが校医をしている京都教育大学附属京都小中学校を訪れて、詳しい話を聞くことにした。子どもたちの視力について、保健室で詳しい話を聞かせてくれたのは、養護担当教諭の小西真央《まお》さんだ。

小西さんは取材している間も、子どもたちから様々な相談が寄せられ大忙しの中、対応してくれた。子どもたちに信頼されており、接する距離間もとても近い。だからこそ、子どもの目の変化についても敏感に気づくことができ、現状をどうすればよいのかという強い問題意識を持ったのだろう。

「休校が終わってすぐに、年に2回行うことになっている視力検査を実施したところ、視力が大きく低下している子どもが顕著に増えていて心配になりました」

小西さんに見せてもらったのは、この5年間の視力検査結果の推移だ。学校での視力検査のポイントは、授業で黒板が見えるかどうか。そのため裸眼だけでなく、メガネやコン

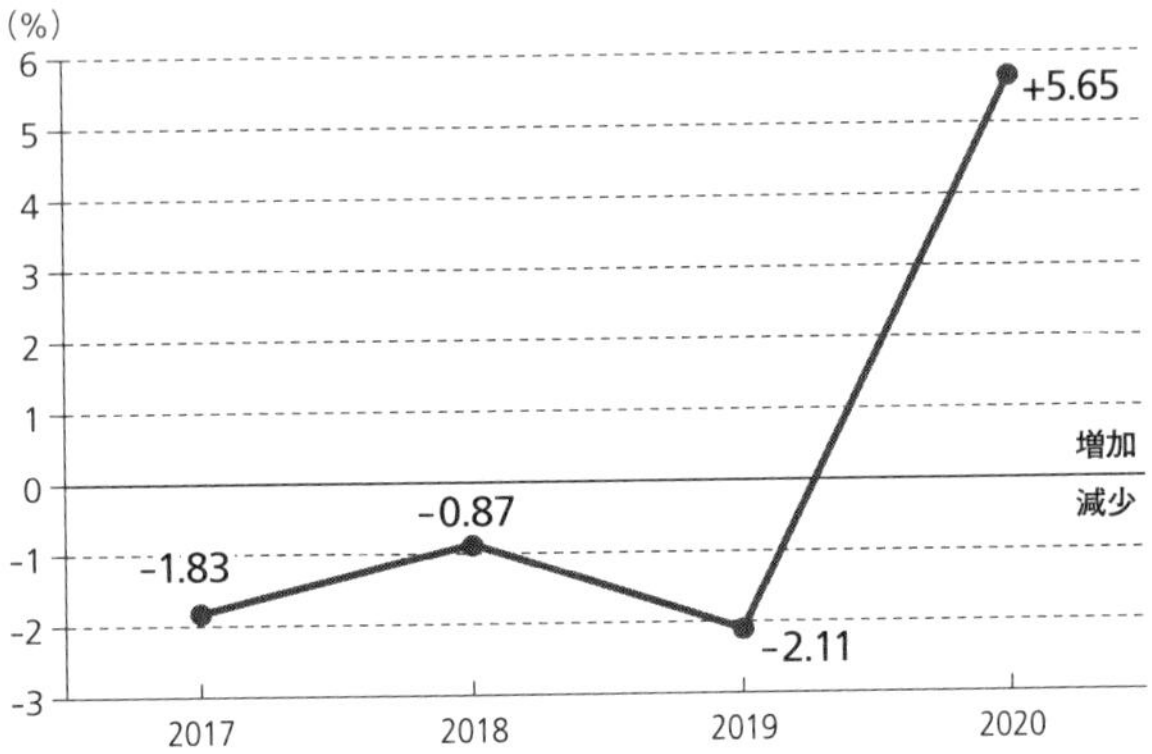

視力0.7未満の児童の割合の前年比（矯正視力を含む）

前年と比較したデータを見ると、休校後に視力の悪化している子どもがいかに増加したかがよくわかる。

データ提供：京都教育大学附属京都小中学校

タクトレンズをしている子は矯正視力を測定している（矯正して黒板が見えていればＯＫというわけだ）。眼科受診が必要とされる０・７未満まで視力が低下している子どもの割合を見てみると、２０１９年まではほぼ横ばい。

しかし、２０２０年６月の検査では、**視力0・7未満の子どもの割合は、17・7パーセントから一気に23・4パーセントへと3割以上（5・65ポイント）増加していた。**校医の柏井さんが「予想以上の影響だ」と驚いていたのは、この数字のことを指していたのだろう。

史上最悪の視力低下の背景

こうした変化はこの小学校に特有のものなのだろうか。そこで2019年度の文部科学省の統計を調べたところ、小学、中学、高校生の視力1・0未満の割合が、史上最悪を記録していたことがわかった。

ここで注意しておきたいのは、「視力の低下」＝「近視の増加」だという捉え方は、大まかに言って間違いではないが、必ずしも正確ではないということだ。なぜなら、この視力1・0未満には、「遠視」など近視以外の様々な要因も含まれるからである。

2020年に日本眼科医会によって行われた調査によれば、視力1・0未満だった小学生2000人のうち、約8割（78・4パーセント）が近視という結果が出ている。この割合は中学生では91・4パーセント、高校生では95・3パーセントと、年齢が上がるごとに増加していく（幼稚園では逆に25・0パーセントと近視の割合は低く、遠視の割合が大きくなっている）。

これらの結果を合わせて考えると、小学、中学、高校生の視力低下が史上最悪を記録した背景には、近視の増加が関わっていることは間違いない。では、「視力低下の子どもの増加→近視の子どもの増加」だとして、なぜ近視の子どもの割合が増加しているのだろうか。

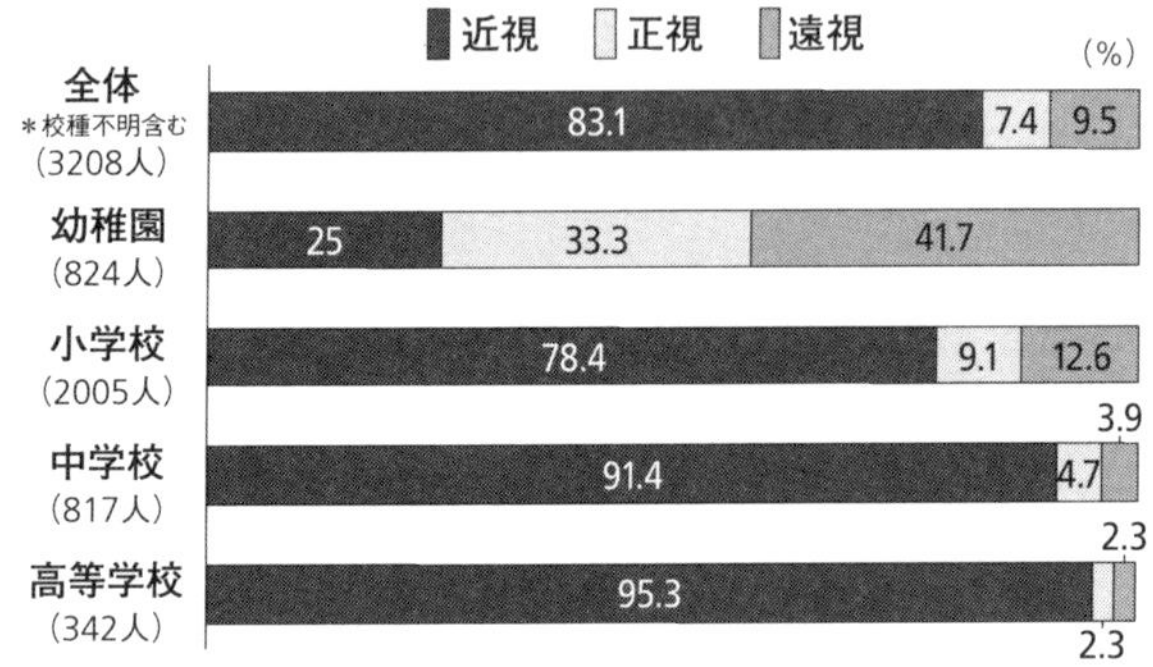

視力1.0未満だった児童生徒の内訳

受診勧奨により眼科を受診した児童生徒等の屈折異常。

宮浦徹ら「視力受診勧奨者の屈折等に関する調査」『日本の眼科』91巻6号（2020）

私たち取材班は養護教諭の小西さんをはじめ、小学校の先生、そして専門家の指導のもと、「いまどきの子どもの生活」をじっくりと調べさせてもらうことにした。

小学4年生の「近業」を徹底調査！

「なんで僕の視力は、こんなに悪くなっているんだろう。解明したい」と、取材に協力してくれたのは、京都教育大学附属京都小中学校4年生の石﨑脩也くんだ。

初めて脩也くんに対面したのは、学校の教室。笑顔で礼儀正しく挨拶をしてくれる、とても元気な男の子だ。よく日焼けをしており、聞くとサッカーや野球のクラブに所属している。取材当日も体育の球技で大活躍だった。私たちが子どもの頃には、こうした「アクティブ」な友人には近視は少なかった記憶があるため、「どうしてこの子が近視に?」と思わずにいられなかった。

脩也くんがメガネをかけ始めたのは、3年前。家族は全員近視だが、父親の達也さんも予想を遥かに超えたスピードで進む脩也くんの視力の悪化に驚いていた。

「家族みんなが近視といっても、脩也以外は悪化し始めたのが中学生になってからです。脩也は誰よりも早く悪くなり始め、悪化のスピードも速い。家族では私が一番目が悪いのですが、僕の視力にどんどん近づいていて、いまでは家族で2番目に悪くなってしまいました。とても心配しています」

もちろん脩也くん自身も、なんとか目が悪くなるのを止めたいと考えていた。原因を突き止めるべく、私たちは近視進行抑制部門という外来がある東京医科歯科大学の「先端近視センター」の専門家にアドバイスを求めることにした。このセンターの教授であり、日本近視学会の理事長でもある大野京子さんに、大まかな取材状況を伝えたところ、こんな答えが返ってきた。

「近視の背景を探り、進行を抑制するためには、生活を調べて可視化することが重要です。注目すべき項目の一つが『近業《きんぎょう》』ですね。近業とは、30センチ以内の距離を見る作業のことで、これを長時間続けると近視を進めるリスクが高まることがわかっています」

近視のリスクを高める「近業」。30センチ以内と言われてもイメージしにくいが、「2リットルのペットボトルの長さが目安」とのことだ。スマートフォンなど見ている時は、当然この条件に当てはまってしまう。

しかし、日常生活で目とモノとの距離を常に意識し続けるのは、試してみるとわかるが思いのほか難しい。そこで先端近視センターでは、「クラウクリップ（Clouclip）」と呼ばれる装置を使って、その距離を可視化している。

クラウクリップは近視の研究のために開発された研究用の記録デバイスだ。メガネに取り付けるだけで、目と見ているモノとの距離などのデータを赤外線を使って測定・記録することができる。そのデータは5秒ごと、1センチ単位というから驚きだ。この記録デバイスは、国内をはじめ、アメリカ、スペイン、シンガポール、中国などで研究に利用されている。

重さはA4のコピー用紙1枚分程度なので、最初は少し気になったとしても、装着しているうちに存在を忘れて生活できるようになる子どもがほとんどだという。この装置を使って、脩也くんの近業の実態を正確に調べさせてもらった。

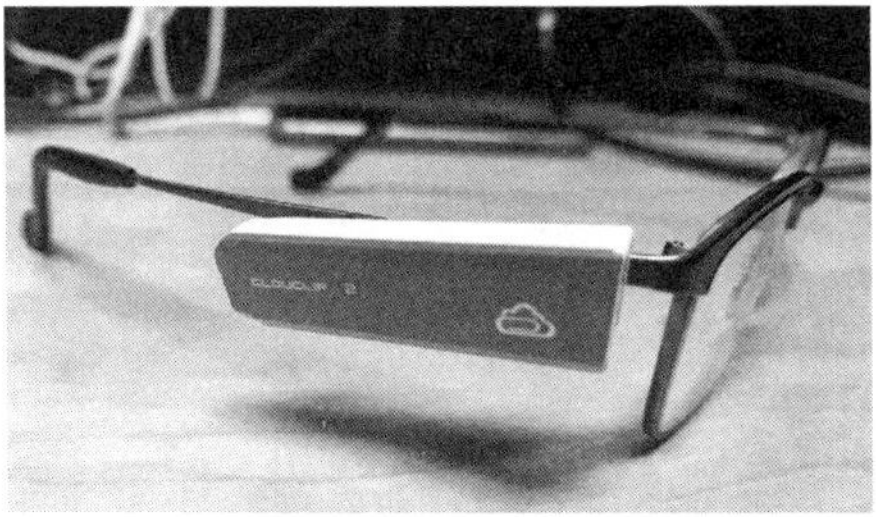

クラウクリップの取り付け例

学校では近くと遠くを交互に見ている

ある1日のデータを見てみよう。まず確認したのは、学校で過ごしている時間帯のデータだ。示された棒グラフが上に伸びるほど遠くを、逆に棒グラフが短いほど近くを見ていることを表している。

8時55分から9時40分までの1時間目は、国語の授業だ。読み書きが多い時間帯で、近くを見る時間が長時間続くのでは……という予想とは裏腹に、近くと遠くを交互に見ていることがわかった。

撮影した映像と合わせて確認すると、遠くを見ている時は、黒板や先生の話を聞くなどして目線を手元から上げている。一方で近くを見ている時は、ノートをとったり教科書を読んだりするために手元を見ている。2時間目以降の授業でも、この傾向は変わらないことがわかった。

棒グラフがまったく伸びていない時間帯もある。例えば、10時30分から20分間取られて

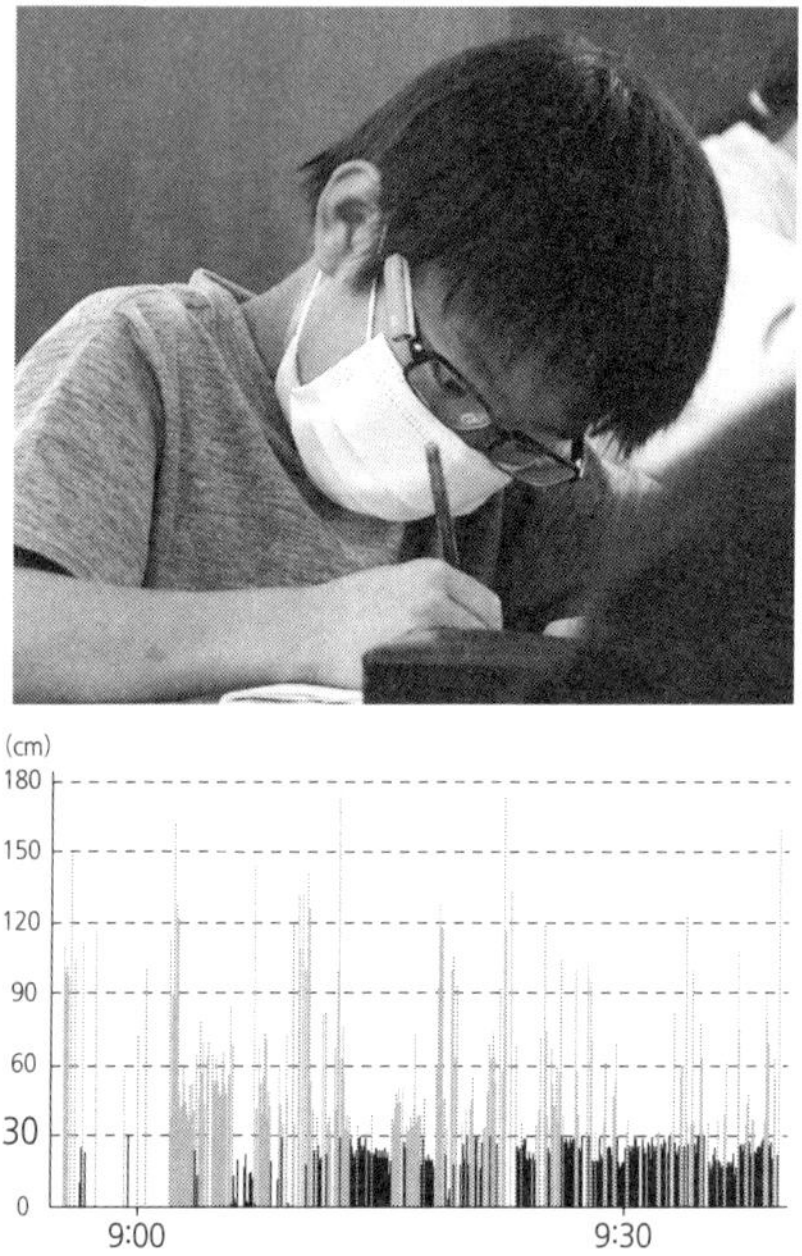

授業を受ける脩也くん(上)と1時間目(8:55–9:40)の測定結果

色の濃い箇所が30センチ以内を見る近業の時間。横軸が時間経過、縦軸は目と見ているモノとの距離。棒グラフが高いほど遠くを見ており、色の濃い部分が横に長いほど、継続時間が長いことを示す。

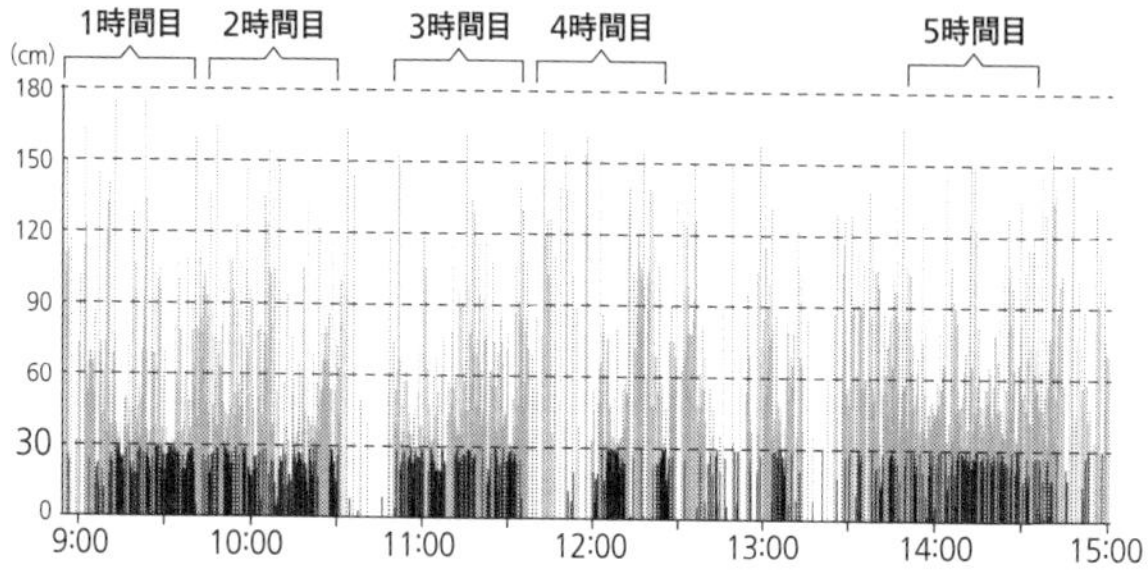

学校にいる時間（8：55–15：00）の測定結果

授業の合間の休み時間にデータがないのは、測定できないほど遠くを見ていたことを示す。

いる休憩の時間。これは装置が測定できる限界である3メートルを超えた距離を見ていることを表している。つまり校庭などの屋外で遊んでいて、遠くを見ている状態だ。

このほかに体育の時間なども、同様に近業はほとんどない。学校にいる時間帯を通して近業はあるものの、それが長時間続くことは多くなく、定期的に遠くを見ているということが読み取れる。

在宅時間は約4割が近業！

問題は帰宅した後にあった。放課後に運動場でたっぷりと遊び、帰宅した脩也くんのデータを見てみよう。

帰宅直後に近業が30分ほど連続している。映像で確

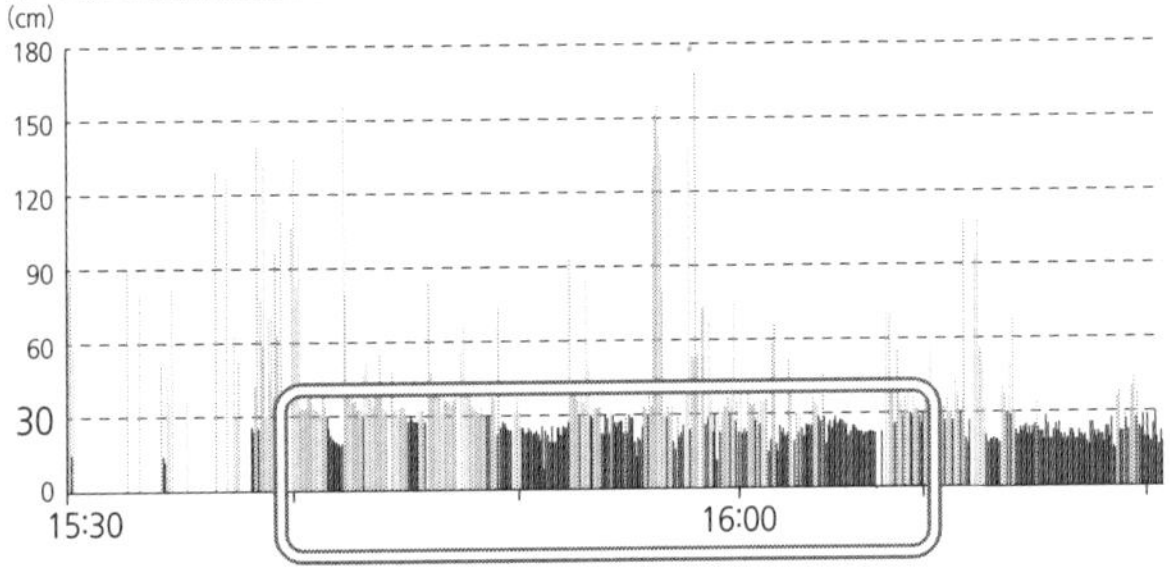

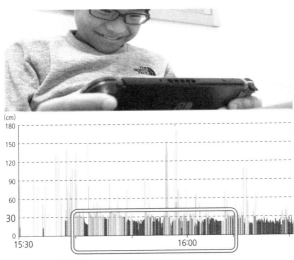

帰宅後の測定結果

ゲーム中（白線枠）に近業が30分以上、継続している時間帯がある。

認すると、手洗い・うがいの後、テレビの横の充電器からカチッと何かを抜き取り、畳の上に座って夢中になり始めた。大好きな携帯型のゲームだ。

さらにデータを細かく見てみると、興味深いことが明らかになった。ゲームを始めた時は30センチほどだった目と画面との距離が、10分ほど経つと20センチほどにまで近くなっていたのだ。

脩也くんにこの事実を伝えると、自分でも気づかなかったと言いながら、こんな話をしてくれた。

「なるべく画面から目を離そうとは

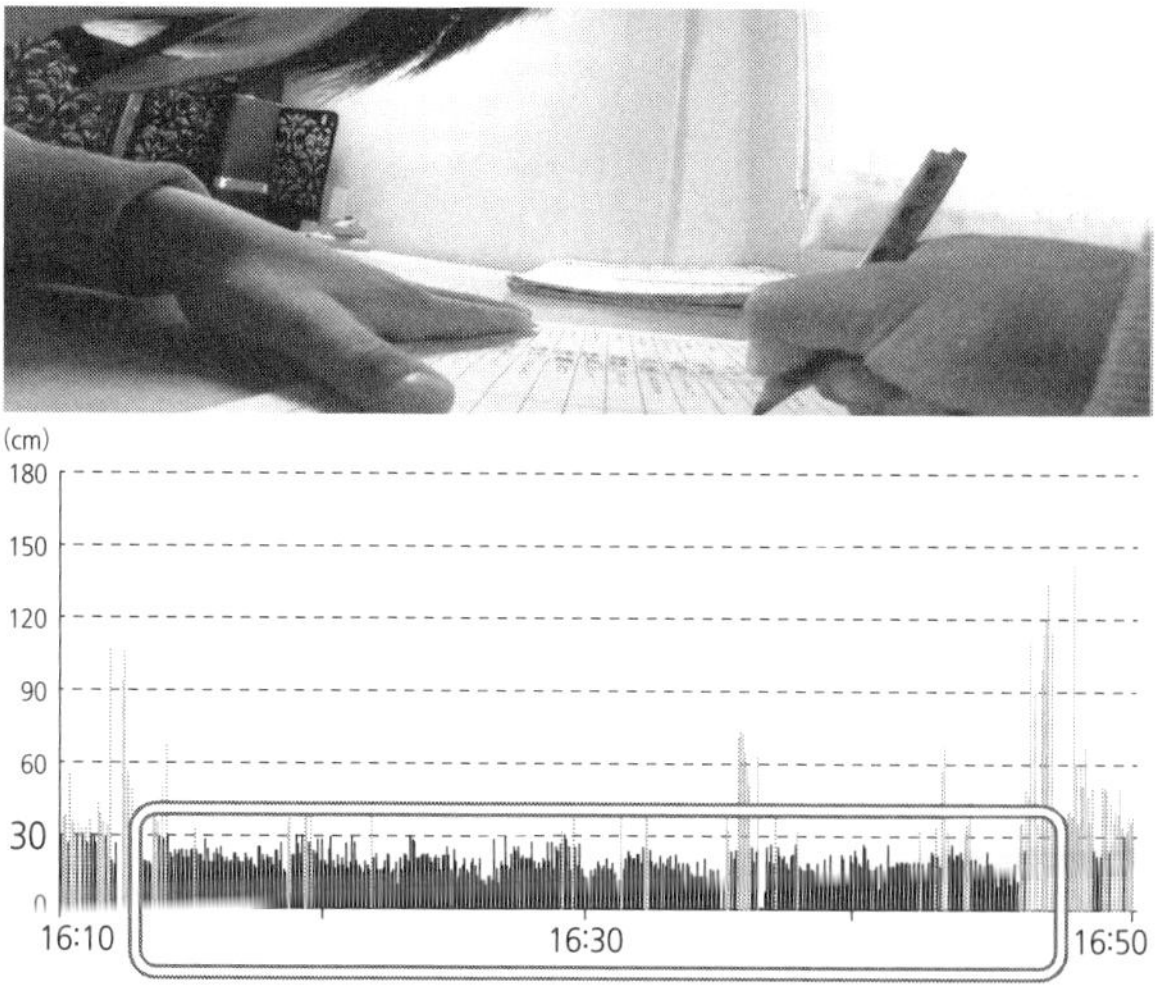

宿題の時間（白線枠）の測定結果

意識しているけど、熱中すると、つい画面に目が近づいてしまっていることがあるかもしれない」

　最初は意識していても、夢中になるにつれて画面が近くなってしまっていたのだ。目とモノとの距離が近くなればなるほど、近視の進行リスクは上がるのだが、このことについては後ほど詳しく解説する。

　さて、その直後の時間帯でも、近業が続く。これは宿題の時間だ。この日は、漢字の書き取りで細かいところを間違えないようにしようとするあまり、目とプリントとの距離が近づいて

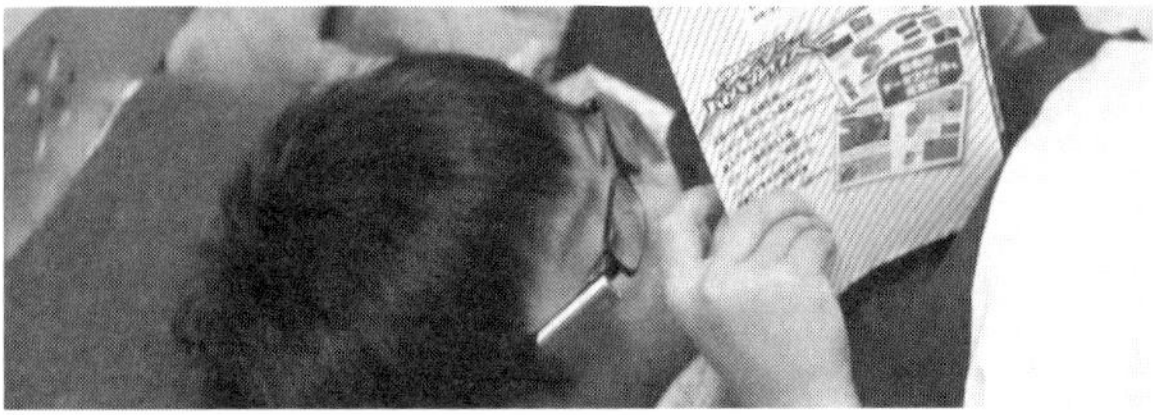

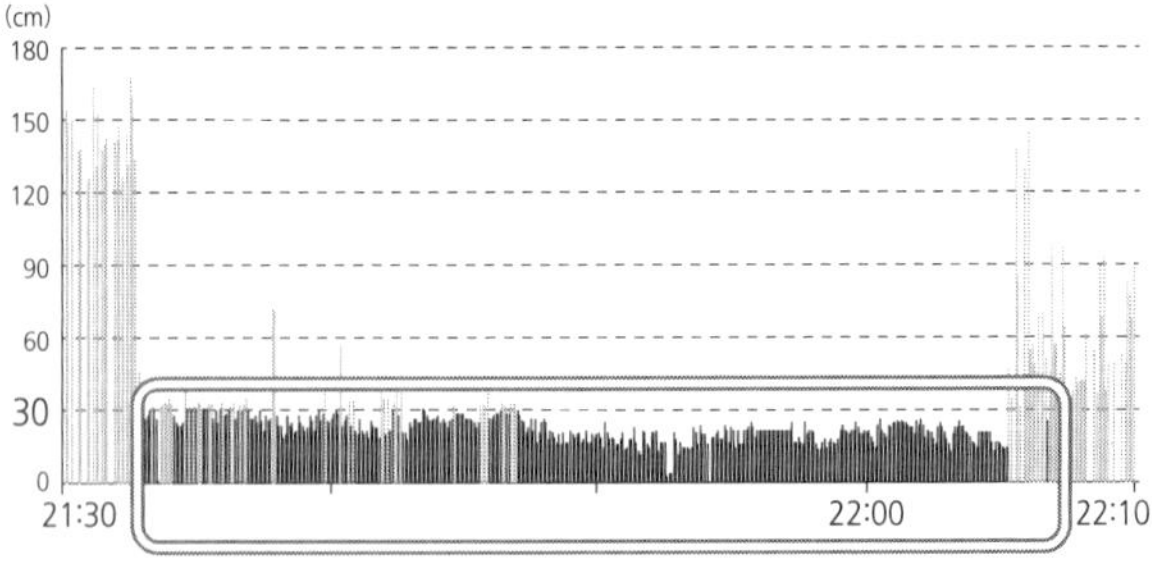

就寝前の測定結果

1日のうちで最も長時間近くを見ていた。原因は寝ながらのマンガ。

しまっていた。子どもの「一生懸命」が近視を進めるとは、なんとも悩ましい。

夜9時半以降にも、30分以上、近業が続いている時間帯があった。子ども部屋で寝ながらマンガを読んでいたのである。目とマンガとの距離は、わずか15センチほどだった。確認すると、脩也くんは、夜寝る前に1時間ほどベッドの中で読書をするのが日課なのだという。記録されたデータからは、両親が見ていないところで子どもたちが近業を積み重ねている実態が浮かび上がった。

こうして1日のデータを詳細に調べたところ、細かな時間を合わせると合計4時間以上が近業の時間だった。特に、在宅で活動している時間の約4割が近業、という事実が明らかになった。

リスクが高まる条件は何か

先端近視センターの大野京子さんによれば、**連続して30分以上、また1日2時間以上の近業が、近視進行のリスクを上昇させることがわかっている**とのことだ。脩也くんの視力低下＝近視の悪化にも、近業が影響している可能性が大きい。

ほかにも5名の小学生に協力してもらった結果、ほとんどの子どもがこの条件を上回る近業を行っていたことが判明した。

とはいえ、現代社会に生きている以上、近業自体を簡単にやめることはできない。近視になるから勉強をやめろと言うわけにはいかないし、ゲームや動画視聴などの娯楽をいきなり禁止しようとしても長続きしないだろう。

なお、これまでと同様に近業に陥りやすい作業をするにしても、ちょっとした意識をすることで、近視のリスクを低減できる方法がある。この対策については、第3章でたっぷりと紹介するので、ここではもう少し近業の実態を見ておこう。

〝ニュー・ノーマル〟が近業を増やす

新型コロナウイルスの感染拡大は、私たちの生活を大きく変えた。多くの人が外出を控えるようになり、学習や勤務の在宅化（リモート化）が一気に拡大した。

その結果、これまで対面で行われていた学校や塾の授業、大人であれば打ち合わせや会議がオンラインになり、モニターの画面を見る時間が増加した。近業が確実に増加したという実感を持っている人も多いだろう。

近業の増加を裏付ける調査結果も報告され始めている。2020年8月に行われたウェブ調査（有効サンプルサイズ1677）の結果を見てみよう。*1

①スマートフォン、タブレット、パソコン、ゲーム機などのデジタルデバイスは、休校前と比較して休校中は利用頻度が大幅に増加。

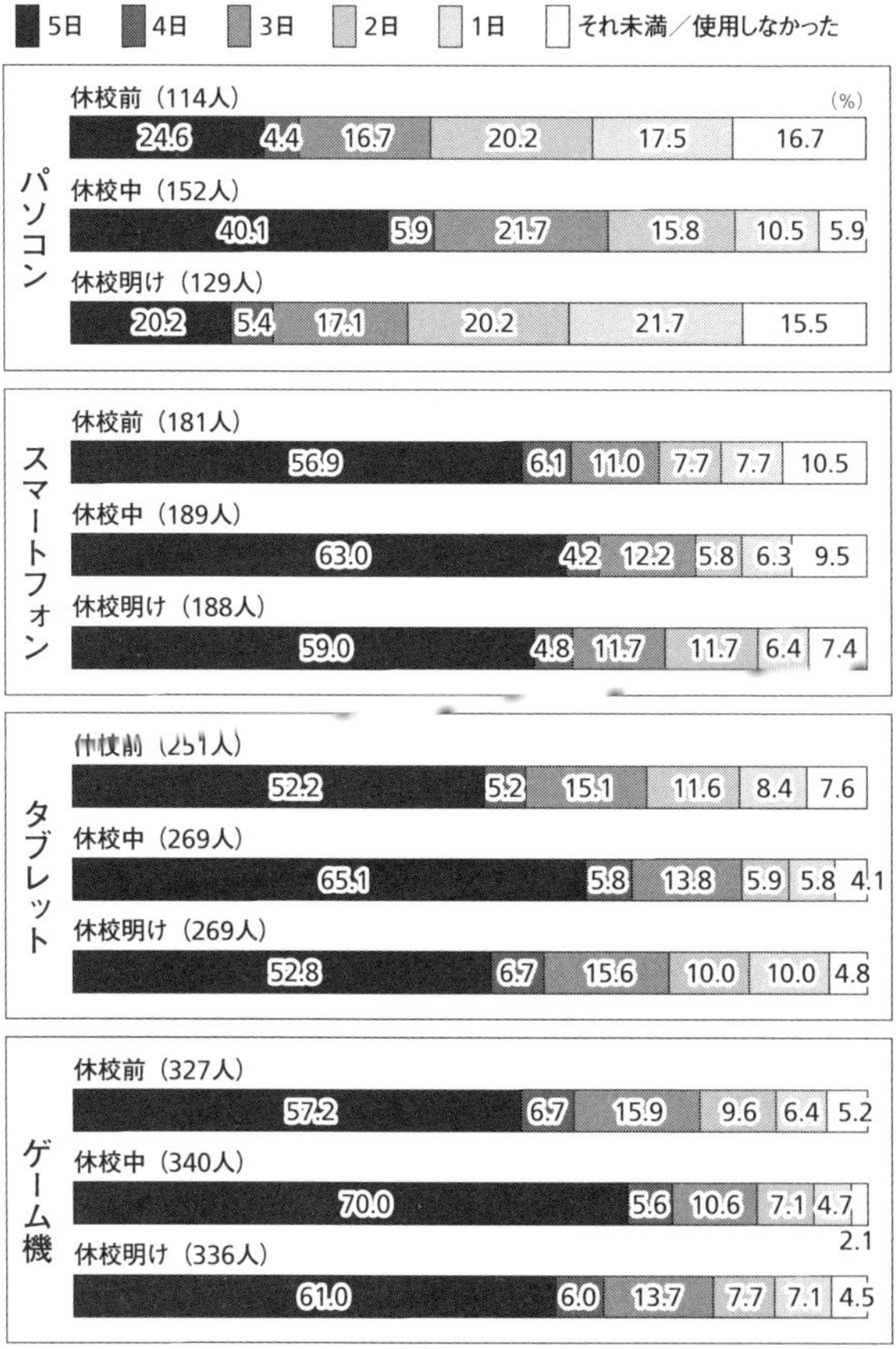

デジタルデバイスの利用頻度の変化（小学4～6年生：平日）

1週間に何日利用するかという、利用頻度についての調査。4～6年生以外でも、小から高すべての年代で休校中に大幅に増加。特に増加傾向が強いのは「パソコン」だった。「ゲーム機」のように休校明けが休校前よりやや高いものもある。

米国医療機器・IVD工業会（AMDD）「新型コロナウイルスがもたらした子どものデジタルデバイスへの関わりの変化に関する消費者調査」より作成

②ゲーム機のように、休校前よりも休校明けのほうが利用頻度の高いものもある。

興味深いのは②で、休校中に習慣になってしまったゲームの利用頻度が、休校が終わっても影響を残していると見られる。また、デジタルデバイスによる塾の学習などについても同じく、休校明けに高い水準を示しており、家庭でのモニター画面を通じた学習の新しい形が定着しつつある様子がうかがえる。

休校が明けても、いわゆる〝ウィズ・コロナ〟が子どもの目に与える影響は、依然として深刻なままなのだ。

しかし、視力低下の懸念が広い年代で非常に高い一方で、対策として「眼科を受診する」と回答した保護者は2割以下だった。「特に何もしない」が6~7割にのぼる。

これには「特に理由がなく眼科を受診する」習慣がないことも影響していると考えられるが、**漠然とした不安を感じるものの、どうしたらよいのかわからない**という人が大半を占めているのではないだろうか。

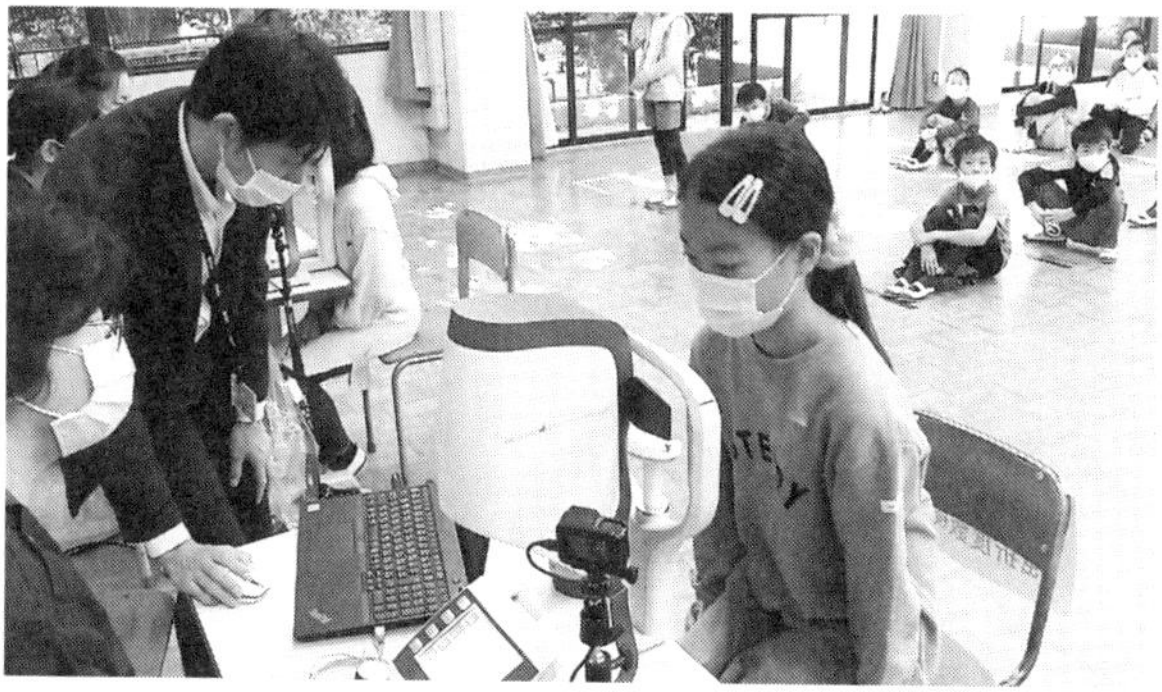

最新装置による測定の様子

監修：日本眼科医会、東京医科歯科大学 眼科学教室
取材協力：日本視能訓練士協会、株式会社ニコンソリューションズ

約600人の大規模調査で判明したこと

ここまで具体的な事例を通して、子どもたちの日常生活において近業が増加していることを見てきた。それでは近業の増加によって、彼らの目には実際にどのような変化が起こっているのだろうか。言い換えれば、近業と近視の間にはどのような関係があるのだろうか。

そこで脩也くんの通う、京都教育大学附属京都小中学校の全面的な協力のもと、1〜6年生約600人の目を詳細に調べさせてもらう機会を得た。

用いたのは、ドイツから日本に来たばかりという、最新の目の調査装置である（写真）。一見、眼科やメガネ店でよく見かける装置のようだが、じ

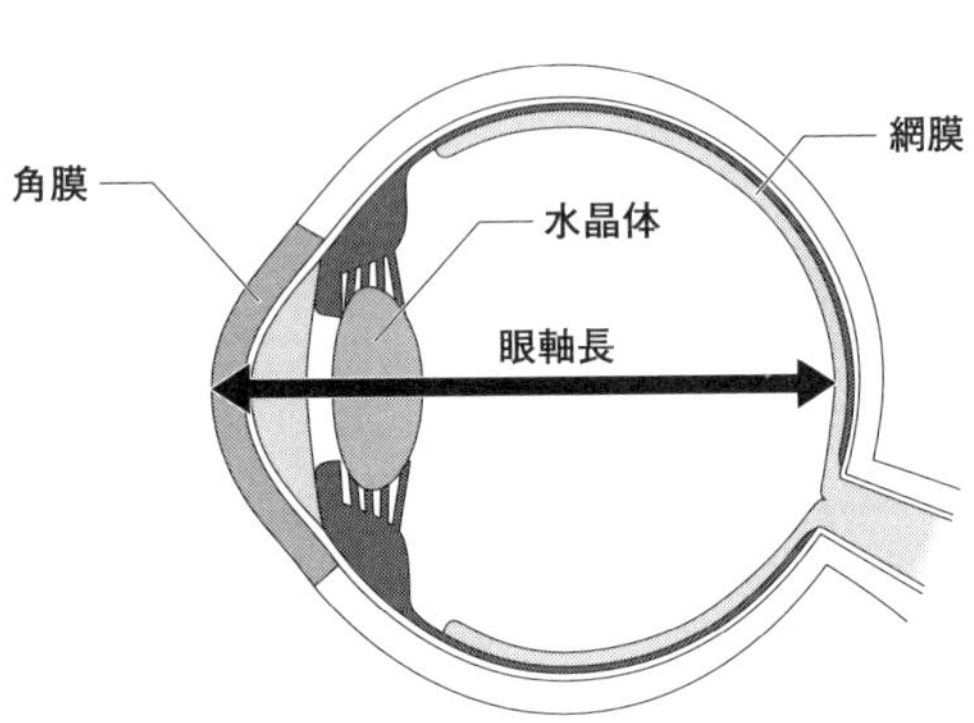

眼軸長（前掲図）
成人の平均は約24ミリと言われる。通常の視力検査では測定できない。

つは違う。覗くだけで、角膜のカーブや瞳孔《どうこう》の大きさなど、目に関する10項目を一度に測定できるのだ。調査への同意が得られた577人について、視力検査と併せて測定を行った。

得られたデータを専門家とともに分析したところ、驚きの結果が明らかになった。目の表面の角膜から網膜までの眼球の奥行き＝**眼軸長が異常に伸びている子どもが大勢いる**ことが明らかになったのだ。

例えば近業の調査に協力してくれた脩也くんの測定結果を見ると、両目ともに眼軸長は25ミリに達していた。小学4年生で、成人の平均である24ミリを超えてしまっていたのだ。

眼軸長は伸びることはあっても、縮むことはない

この「眼軸長の伸び」こそが、近業と近視の関係についての答えだ。

近業によって眼軸長が伸びる理由は、目に備わっている「ハッキリとモノを見るため」の機能と関係している。私たちが目でモノを見る時、外から入ってきた光は角膜を通り、レンズの役割を担う水晶体にたどり着く。水晶体で光が屈折し、スクリーンの役割をする網膜で焦点が合うことで、ハッキリとモノを見られるというわけだ。

しかし、モノを近くで見る場合、焦点は網膜の奥へ行ってしまう。そこで働いてくれるのがレンズの役割を担う水晶体だ。水晶体が厚くなって焦点が合う距離を縮め、網膜上で焦点を合わせようとする。これが目の「調節機能」だ。

それ以上に近くでモノを見る近業ではどうか。焦点はさらに網膜の奥に行く。それでも目は、水晶体の調節機能で焦点を合わせようとするのだが、網膜と焦点の位置にズレが生じてしまう（「調節ラグ」）。このズレはわずかなため、視覚的に「像のボケ」を感じることはない。

しかし、網膜にはこのボケを繊細に感じ取る機能が備わった細胞がある。わずかなボケ

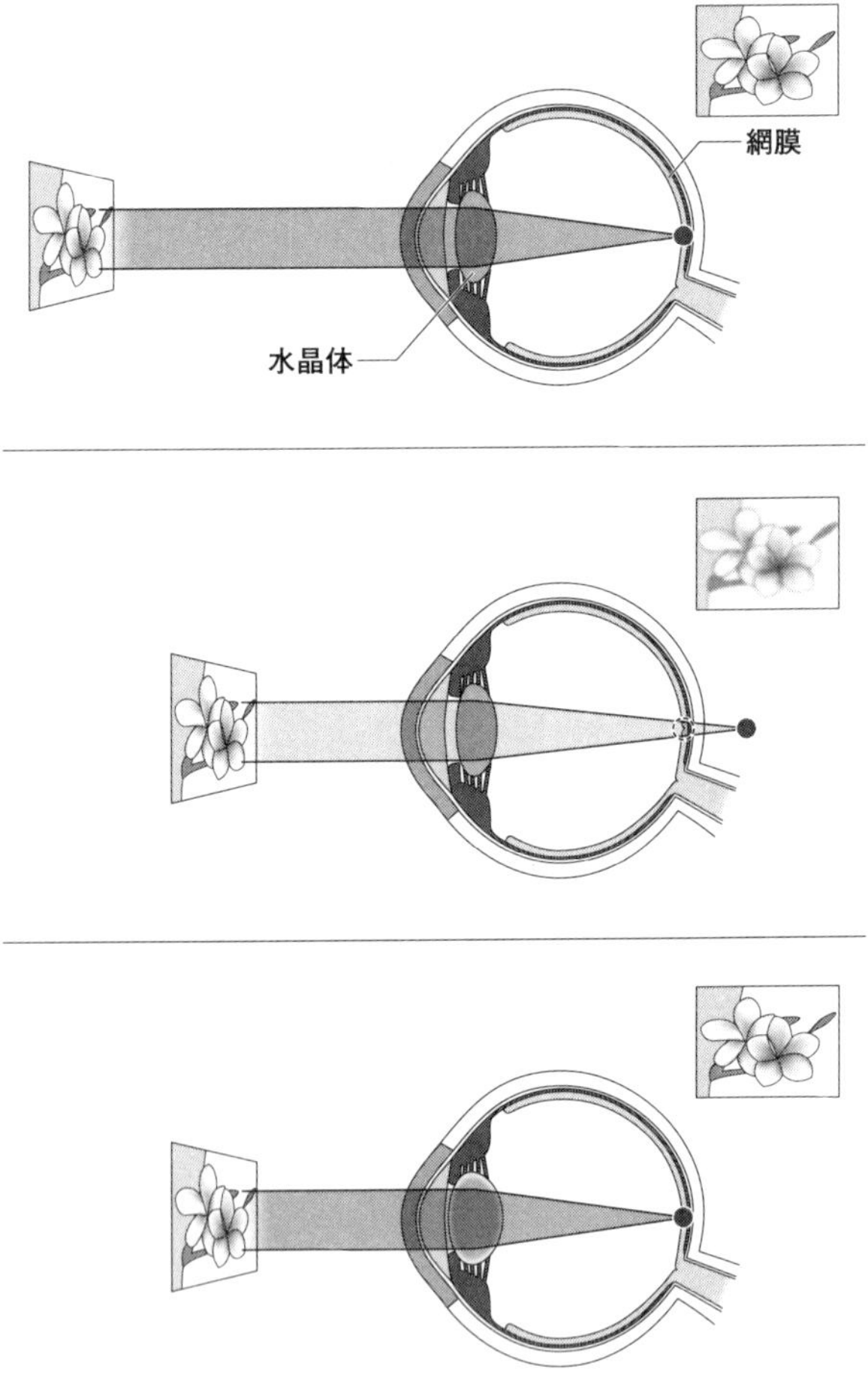

焦点の「調節機能」

近くのモノを見る時、網膜の奥にずれてしまう焦点を、水晶体が厚くなることで網膜の位置に調節する。

を感じ取った細胞は、ある信号を発するようになる。それは「眼球を伸ばして、焦点を網膜の上に合わせよ！」というメッセージだ。

結果、眼軸長を伸ばして、焦点を合わせてボケを解消しようとする。ボケの度合いは、目とモノとの距離が近ければ近いほど大きくなることがわかっており、それだけ眼軸長が伸びるリスクも上がると考えられている。

この仕組みには、序章で述べた「体の成長とともに眼球も成長する」ことが関連している。元々、人の目は生まれたばかりの頃は小さく（したがって、眼軸長も短く）、基本的に何を見ても焦点が網膜の奥に来てしまう「遠視」の状態だ（幼稚園児の視力不良の一番の要因が遠視だったのはこのためだ）。体の成長とともに、眼軸長は伸びていき、20〜25歳前後で適切な長さとなり、伸びが止まって「正視」となるように設計されている。その長さは個人差があるが、成人の平均で24ミリ前後と言われている。

この「どこまで伸ばすか」という判断に、網膜上の像のボケを感じる細胞が一役買っている。本当は眼軸が必要な長さまで伸びているにもかかわらず、近業によってボケができてしまうと、「あれ？　伸びがまだ足りなかったかな？」と誤解し、どんどん眼軸長が伸び

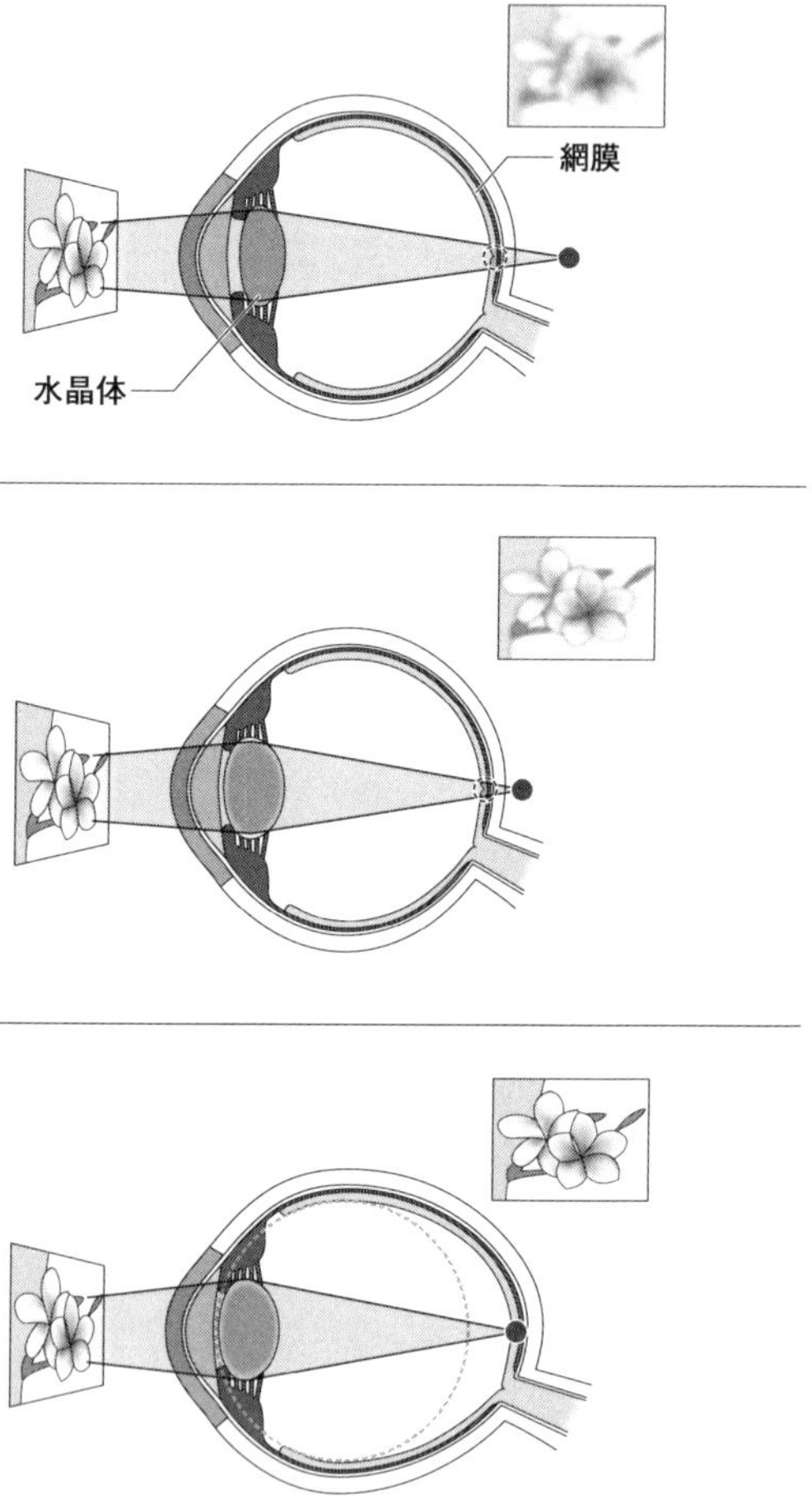

近業で眼軸長が伸びる仕組み

焦点を網膜の位置にぴったり合わせられないため、眼球を伸ばすことで、逆に網膜の位置を焦点に合わせようとする。

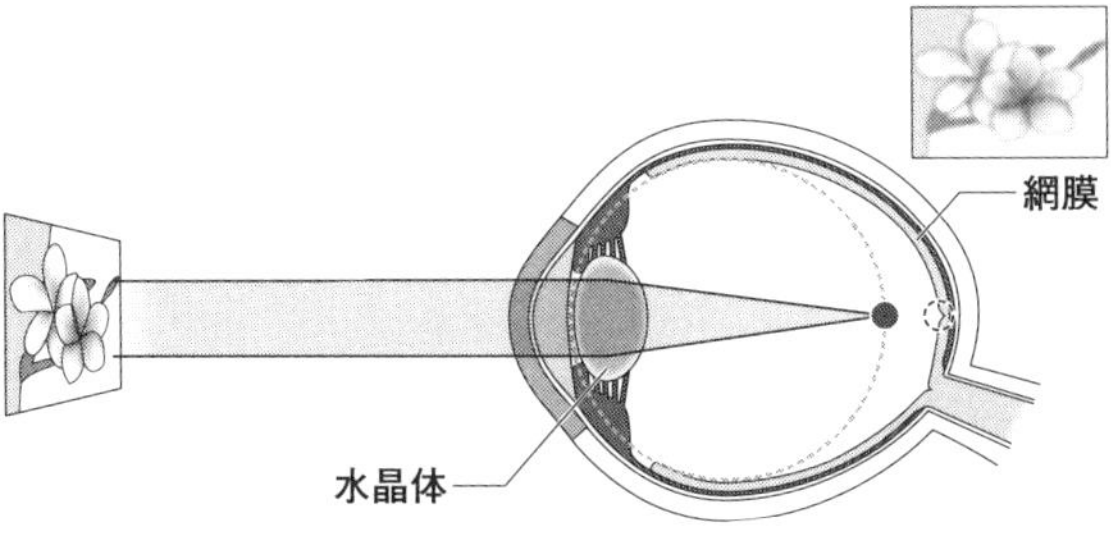

近視で遠くのモノが見えなくなる仕組み

眼軸長が伸びた状態で遠くのモノを見ると、焦点と網膜の位置がずれ、ボケてしまう。水晶体は厚くなって焦点を手前にずらす働きは得意だが、薄くなって奥にずらす働きはわずかしかできないため、ボケてしまう。

ていくのだ。

次に、眼軸長が伸びた状態で遠くのモノを見ようとするとどうなるかを見てみよう。焦点は網膜の手前に来てしまい、像はボケてしまう。近くは見えても、遠くがぼやけてしまう――この状態が、眼軸長の伸びによる近視＝「軸性近視」の状態だ。近視の主な原因の大半を占めると考えられている。

なお、軸性近視のほかには角膜や水晶体で通常よりも光が屈折しやすく（短い距離で焦点が合うため）、眼軸が正常でも、焦点が網膜の手前に来て像がボケてしまう「屈折性近視」などがある。

ここで、本書の中で最も重要と言ってもよいポイントに触れたい。それは、**「一度伸びてしまった眼軸は、さらに伸びることはあっても元に戻ることは**

決してない」ということだ。

その眼軸の長さを決める大きな要因が、「近業」だ。だからこそ、「どれだけ伸びるか」を大きく左右する小学生から高校生の時期に、近業の量をコントロールすることが、非常に重要なのだ。

40年前と比べて眼軸長の伸びは加速している

今回の調査結果は、過去の調査結果と比べて、どれくらい「異常」なのだろうか。40年前の貴重なデータを入手することができた。1977年に行われた小学生の眼軸長の計測結果だ。このデータによれば、当時の小学6年生の眼軸長の平均は23・4ミリ。一方、今回は24・2ミリ。その差は0・8ミリだった。

平均すると人の目は、成人までに1年で0・1ミリずつ伸びていく。0・8ミリは8年分にあたる。それを考えると、いまの子どもたちは小学6年生時点で、40年前と比較して8年ほど眼軸長が早く伸びている可能性がある。

成長が早くても、これまでと同じように24ミリ程度で止まれば問題ないのだが、適切な眼軸長を超えて伸び続けてしまうかもしれない。第2章で詳しく述べるが、この眼軸長が伸びれば伸びるほど、様々な合併症のリスクが高まる。27ミリ以上が「強度近視」の目安だが、この強度近視が増え、合併症により、失明する人が増えてしまうのではないかというのが、研究者やWHOの懸念なのだ。

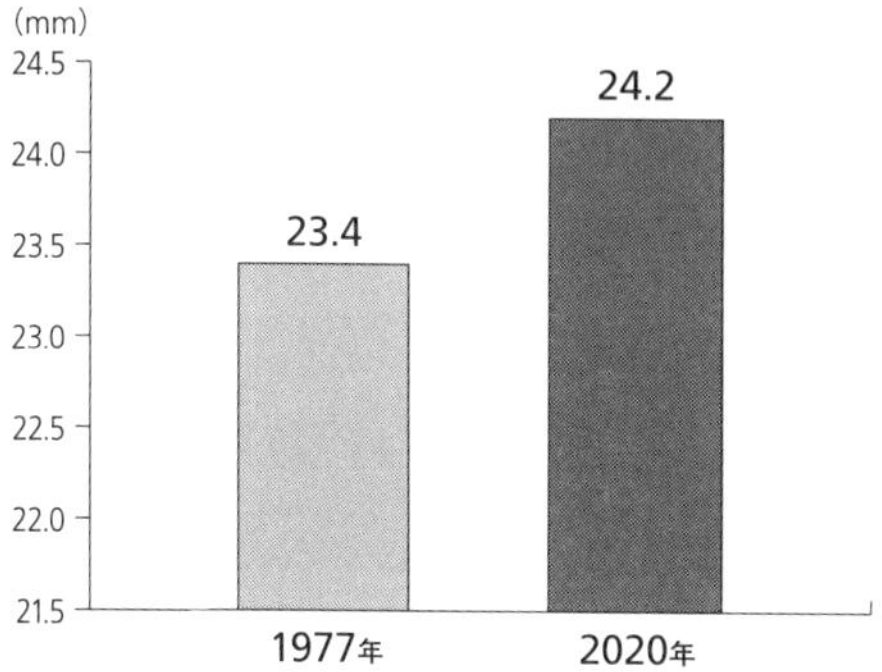

小学6年生の眼軸の長さの変化（平均）

所敬ら「都下某小学校児童の眼軸長測定成績について」『眼科臨床医報』71巻3号（1977）

小学6年生の8割が「軸性近視」

今回の調査の分析からわかったのは、それだけではない。視力ではなく、眼軸長を基準にした「近視率」を算出したところ、1年生では23・5パーセント、学年が上がるにつれてぐんぐん上昇し、6年生ではなんと、8割近く（78・3パーセント）に上っていた。

6月の休校明けに行われた視力検査の結果では、1〜6年生の視力0・7未満（子どもが眼科を受

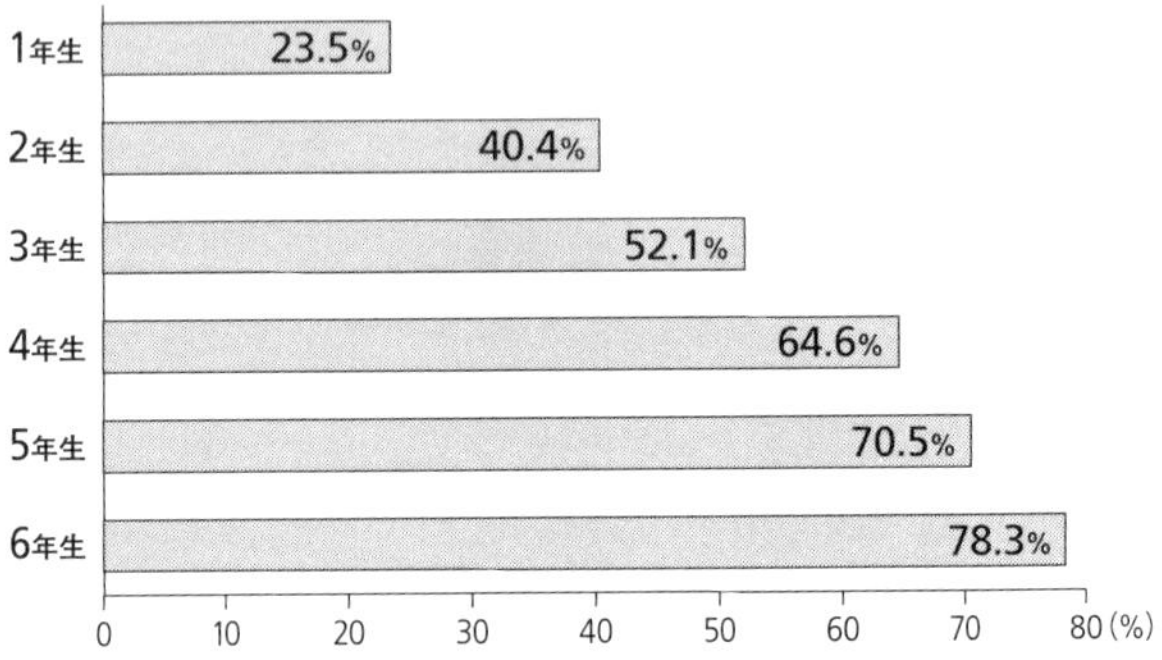

眼軸の長さから割り出した、“軸性近視”児童の割合

「眼軸の長さ」を「角膜の曲率半径」で割り、2.99より大きかった児童の割合を計算。

京都教育大学附属京都小中学校での577名の調査より

分析協力：東京医科歯科大学 眼科学教室

診する目安と言われている）の割合は、23・4パーセント。一方、眼軸を基準とした軸性近視の割合は54・5パーセント。じつに2倍以上の割合だ。この2つの数字の大きな差は何を意味するのか。

それは、視力検査では発見できない〝隠れ近視〟とも言うべき近視の子どもが数多くいるという事実なのだ。

この軸性近視が視力検査で正確に把握できない理由は、眼軸長の伸びによって生じる像のボケを、目を細めたりすることによって、検査の際にカバーできてしまうことがあるからだ。

視力検査の結果がよくあってほしいと願う気持ちは子どもも大人も一緒。ついつい「遠くの

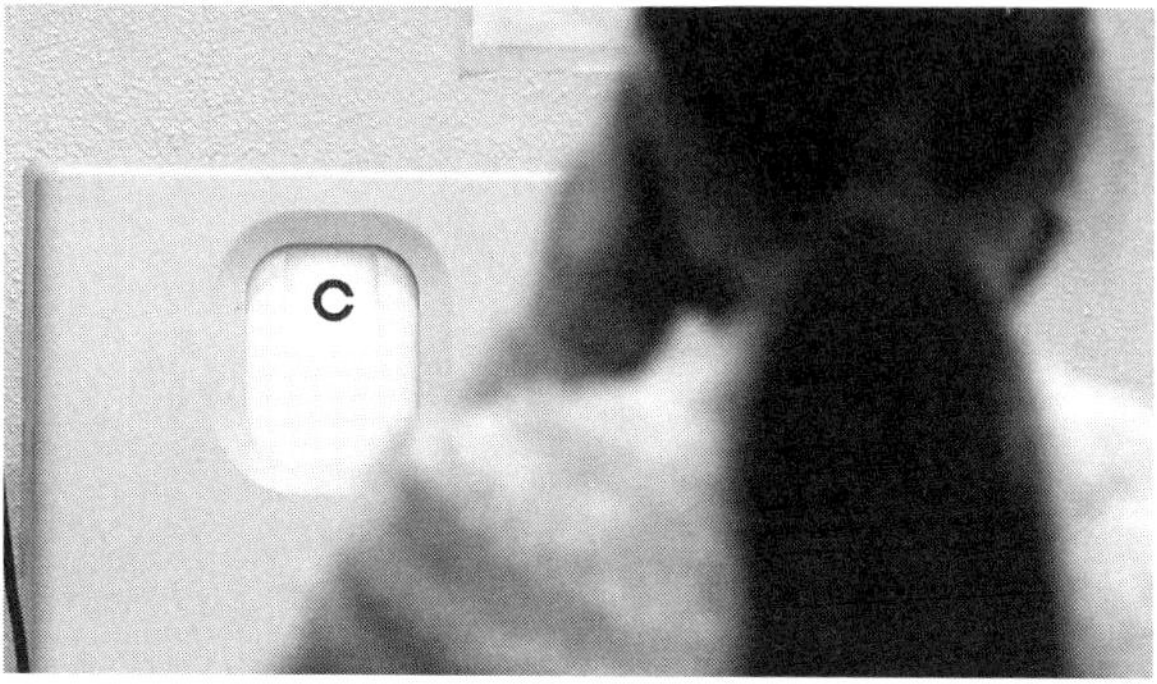

視力検査では近視の正確な実態はわからない

ものを頑張って見てしまう」ことが〝隠れ近視〟を生み出す要因の一つになっていたのだ。

近視対策の第一歩は正確な実態把握

近視の対策をしていく上で、実際に近視の人がどれくらいいるのかという実態把握は不可欠だ。この実態把握と併せて、アンケート調査や、前述のクラウクリップのような装置で生活習慣のデータを集めれば、「何が近視を進めてしまうのか」という知見が得られ、原因となる生活習慣の改善を指導したり、新しい対策の発見にもつなげたりすることができる。

この実態把握のための指標は、いくつか種類がある。今回の調査で用いた近視率の算出の仕方は、**眼軸長を「角膜の曲率半径」で割り、2・99を超えたかどう**

かというものだ。球形かラグビーボール状かといった眼球の形状を、数値からある程度推測し、判定するのである。[*2]

今回得られた54・5パーセントという数値を、別の数値とも比較してみよう。

本書冒頭に示した文部科学省の学校保健統計では、小学生全体の34・6パーセントが「視力1・0未満」だった。また、先に紹介した2020年の日本眼科医会調査では、「視力1・0未満」だった小学生のうち78・4パーセントが「近視」だった。これらを合わせて考えると、小学生全体の27・1パーセントが近視であると見積もることができる。

これと、今回の調査で近視とされた児童の割合である54・5パーセントという数値は、やはり大きく異なる。この差も、先述のように〝隠れ近視〟の存在を示していると考えていいだろう。

学校での視力検査は、授業時間に黒板の文字が見えるかどうかという観点から行われるもので、重要な意味があるし、また高価な測定機器を必要としない点で利点もある。しかし、近視の子どもの数を正確に見積もることができるかという観点から見ると、視力検査による見積もりは実態よりも低くなってしまう可能性が高いのである。

もう一つ、眼科やメガネ店で計測する数値で、コンタクトレンズのケースなどでもよく目にする「屈折度数」という指標もある。

ジオプトリー（D）という単位で表されるこの指標は、値がマイナスならば近視、プラスならば遠視とわかる便利な指標だ。日本近視学会もこの指標を使い、近視を弱度、中等度、強度の3段階で定義している（表参照）。

弱度近視	−0.5D～−3.0D
中等度近視	−3.0D～−6.0D
強度近視	−6.0D～

しかし、**屈折度数は調節機能によって近視率を過大に見積もってしまう**という欠点もある。屈折度数を測定する際、装置を覗く必要があるが、この時に目は「近くを見るんだな」と水晶体を厚くしてしまう。水晶体が厚くなると光がより強く屈折する（焦点を結ぶ距離が短くなる）ようになり、値がマイナスに傾き、近視でない人も「近視である」と判定されてしまう可能性がある。

この効果は、特に低年齢で顕著に表れることがわかっているが、「調節麻《ま》痺《ひ》薬」という、調節機能を麻痺させて水晶体の厚さが変化することを防ぐ点眼薬を用いれば正確な値を測定できる。

近視人口の増加に危機感を持ち、実態把握に乗り出した上海《シャンハイ》では、学校で視力に加え、屈折度数も測定している。そして、結果次第で眼科を受診する子どもに調節麻痺薬を用いた屈折度数の計測を行うという体制が取られている。さらに、学校の検査では眼軸長と角膜の曲率半径も測定するなど、多くのデータから近視の実態を把握する試みが実践されている。

調節麻痺薬には、瞳孔が開いたままになってしまう副作用があるため、使用後にまぶしさを感じるなど、安易に大勢に使用することは難しく、国内で実施するのはなかなか難しい。そこで現実的なのが、薬を用いなくとも正確な値がわかる「眼軸長の測定」なのだ。

文科省による初の大規模調査

これについて文部科学省は、通常の視力検査だけではわからない子どもの近視の実態を把握しようと、全国およそ9000人の小中学生を対象に、眼軸長などを調べる初めての大規模調査を、2021年5月から開始した。

対象は全国の小学1年生から3年生まで。1回の測定ではなく、3年間続けて測定し、近視の進行を見る計画だ。合わせて、スマートフォンの使用時間など生活習慣に関わるアンケートも実施する。担当者は「スマホなどデジタル機器の利用や屋外での活動など生活習慣と近視の関連も調べ、有効な対策を検討していきたい」と話している。

いま、増え続ける子どもの近視。しかし現状、日本には近視の実態を推測するための手段としては「視力」という指標しかない。有効な対策のためには実態を正確に把握することが大前提であり、この調査からは非常に貴重なデータが得られるはずだ。

もし地道なデータ収集から導き出した対策を実行に移さなければ、どんなことが起こり得るのか。次章でしっかりと見ていこう。

注

＊1　米国医療機器・ＩＶＤ工業会（ＡＭＤＤ）「新型コロナウイルスがもたらした子どものデジタルデバイスへの関わりの変化に関する消費者調査」

＊2　X. He et al.: Axial length/corneal radius ratio: Association with refractive state and role on myopia detection combined with visual acuity in Chinese schoolchildren. *PLoS One* 10(2) e0111766 (2015). M. jong et al.: The relationship between progression in axial length/corneal radius of curvature ratio and spherical equivalent refractive error in myopia. *Optometry and Vision Science* 95(10): 921-929(2018). 眼軸長／角膜曲率半径が２・99超の場合、感度83・05パーセント、特異度81・91パーセントで近視を同定可能。

第2章　近視はなぜ危ないのか

——合併症からうつ病まで

「近視は、遠くが見えづらくなるだけ。メガネをかけて（コンタクトレンズをつけて）、矯正すれば大丈夫」。これは少し前まで、専門家でもそう考える人がいたほどの「常識」だった。

しかし近年の研究で、眼軸長が伸びる「軸性近視」が私たちの健康に大きな影響を及ぼすことが明らかになってきた。近視の常識が変わってきているのだ。

本章の内容は、近視である私自身にとっても直視したくない現実だ。しかし、このリスクをしっかりと理解し、それに向き合うことが、対策の第一歩である。事実、リスクに後押しされるような形で、次章以降で紹介するような近視対策が、世界中で発見されてきた。なぜ視力を矯正するだけではいけないのかを、ぜひ理解していただきたい。

眼圧が正常でも失明寸前に？

２０１９年５月に設立された東京医科歯科大学先端近視センターには、近視が特に悪化している大人や子どもが、１日に80人ほど訪れている。全国の眼科で近視に特化した治療が必要と診断され、紹介状をもらった人たちだ。

このセンターで治療を受けているという40代の女性、国枝理佐さんに取材をすることができた。国枝さんは小さい頃から近視だったが、30代後半から再び進行が始まり、視力が両目ともに0・01まで落ちてしまっていた。

「コンタクトレンズで矯正すれば、生活は普通にできていたので、そこまで深刻には捉えていませんでした。自覚症状がないので、いまにして思えば専門的な外来の受診を先延ばしにしていたように思います」

近視のために精密な目の検査を受けなければと考える人は、あまり多くない。しかし国枝さんは視力の低下だけでなく、気づかないうちに「視野の欠損」も並行して進行していた。右目の視野のじつに6割が失われてしまっていたのだ。

なぜ近視で視野の欠損が起きるのだろうか。国枝さんの場合、原因は緑内障だった。眼軸長が伸びる軸性近視が発症リスクを高める一因と考えられる合併症である。

緑内障は、眼球の奥にある網膜で得た光の情報を、電気信号として脳に送るための「視神経」という器官に障害が起こり、徐々に見える範囲＝視野が失われていく病気だ。一度失われた視野は元に戻ることはなく、最悪の場合、失明に至る。「見える範囲が狭まる」という状況になれば、すぐに気づくのではないかと思われるかもしれないが、緑内障は病状の悪化がゆっくりと進むことが多いため、中期・末期になるまで気づかない人も多いという。

緑内障の原因の一つが、眼球内の圧力＝眼圧が高まること。眼圧が高まって眼球が硬くなり、隣接する柔らかい視神経が歪んでダメージを受けてしまうのだ。

しかし、国枝さんの眼圧は両目ともに正常の範囲内。一方、検査の結果、眼軸は33ミリにまで伸びていることがわかった。成人平均である24ミリと比較すると、非常に長いことがわかる。伸びた眼軸が、国枝さんの緑内障発症のリスクを押し上げたと考えられるのだ。

国枝さんは、庭園の設計を手がけるデザイナーだ。視野の欠損は、仕事にも大きな影響を与える。国枝さんは図面を引く時、すべてを手描きで行う。顧客の要望に細かく応え、納得のいく設計をしてきたことで高い評価を受けてきた。この仕事のスタイルに目の不調が与える影響は大きい。

「これまで普通にできていたことに、時間が2倍、3倍かかるようになってしまいました。非常にもどかしさを感じています。趣味だった車の運転も、いまではやめてしまいま

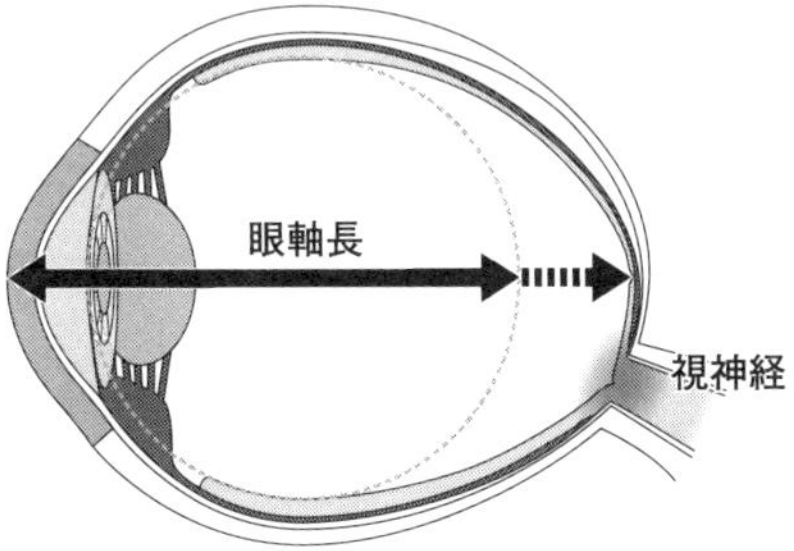

眼軸長が伸び、視神経が歪んでダメージを受ける

した」

右目だけでなく、左目の視野の欠損も進行しており、国枝さんは主治医と相談して手術を受けることになった。正常の範囲内ではあるものの、さらに眼圧を下げ、眼軸長の影響を少しでも緩和するためだ。その甲斐もあって、取材を始めてから2年経ったいまでは、視野の欠けは止まっている状態だという。

近視が高める眼病のリスク

近視によって視野が失われる病気のリスクが高まる以外にも、失明を招く様々な眼病のリスクが明らかになってきている。

その代表例は、眼球でレンズの役割を担う水晶体が濁り、視力が低下する「白内障」だ。特に近視の場合には水晶体の中心から濁ってしまう「核白内障」の発症が多いとの報告がある。そして、眼球でスクリーンの役割を担う網膜がはがれ、失明に至る可能性のある「網膜剥離《はくり》」。それぞれ実際にどのくらいリスクが高まるかについては、いまも研究が続けられているが、参考になる数字がある。疫学研究の結果をまとめた論文によると、強度の近視では、

・緑内障　3・3倍
・白内障　5・5倍
・網膜剥離　21・5倍

という数字が公表されている。

これらの数字は「オッズ比」と呼ばれる統計上の尺度だ。この場合、「強度の近視による様々な病気の発症への〝影響の度合い〟」を示している。

緑内障の例で、もう少し具体的に説明してみよう。緑内障を「発症した」グループ内で、「近視でない人」の数に対する「強度近視の人」の数の割合を計算する。一方、緑内障を

「発症していない」グループ内でも同様の割合を算出する。そして、この両方の数値の比をとったものがオッズ比であり、ここでは3・3倍という値だった。

もし、緑内障を「発症した／発症していない」という2つのグループで、「強度近視である／近視ではない」という人数の割合が同じであれば、オッズ比は1倍となる。すなわち、緑内障が発症するかどうかに対して強度近視は特に影響を与えていないようだ、という判断ができる。しかし、この論文では3・3倍という値だった。これはつまり、強度近視であることが緑内障発症のリスクを高めている、と判断できることを意味している。[*1] 白内障は5・5倍、網膜剥離は21・5倍なので、緑内障よりも、それぞれの病気発症との関係がより深いことがわかる。

さらにもう一つ興味深い点は、この数値は強度の近視だけにとどまらず、中等度、さらに弱度でも1より大きくなるという点だ。[*2]

近視によるリスク

緑内障	白内障	網膜剥離
3.3倍	5.5倍	21.5倍

強度近視による合併症のリスク（オッズ比）

Flitcroft (2012)より作成

この数値は、非常に示唆に富んだ、メッセージ性の高い研究成果だと私は思う。一つめのメッセージはリスクを示す情報で、**「弱度・中等度であっても、近視は失明を招く病気の発症と関係がありそうだ」**ということ。そしてもう一つは、対策の大切さを示す情報だ。つまり、**「近視が強度になるにつれて、数値が上がり、発症リスクが高まる可能性がある。たとえ近視になってしまったとしても、その進行を遅らせることは非常に重要だ」**ということだ。

もちろん、近視の人がみんな失明するというわけではなく、数としてはほんの一部だろう。しかし、そのリスクが高まっている可能性があるということ、そして近視が進行すればするほど、そのリスクはさらに高まりそうだということは、ぜひ知っておきたい重要な情報だ。

また、最も近視の対策に効果があると考えられる小学生から高校生までの段階で手を打つことがなぜ重要なのか、という疑問に対する答えの一つがこの数字でもある。

特に緑内障は、日本人の中途（後天的な）失明原因の第1位だ。疫学調査によれば、40歳以上で20人に1人、60歳以上で10人に1人の割合で発症しているというデータもある。

先に述べたように、世界的に見れば眼圧が高まって視神経がダメージを受けるという原因が一般的だが、日本人には正常な眼圧値でも緑内障を発症する「正常眼圧緑内障」が多いという報告もある。その原因はまだわかっていないが、その中には眼軸長の伸びが一因となり、緑内障を発症しているケースが含まれていることは間違いないだろう。

リスクの高い「強度近視」をチェックする

日本近視学会では、強度近視を屈折度数マイナス6・0D（ジオプトリー）より進んだ近視と定義している。

屈折度数とは、いわば「網膜よりもどれくらい手前で焦点が合っているか」を示す数字で、この数字がマイナスであれば手前（つまり近視）に、プラスであれば奥（つまり遠視）であることを示している。値が小さければ小さいほど、焦点が網膜から手前にずれており、近視が強度になっていることを意味する。

強度近視は合併症のリスクが高く、特に注意が必要だが、簡易的にいますぐチェックする方法がある。使うのは、自分の指だけだ。まず指をできるだけ目から離し、指紋を見る。

そして徐々に近づけながら、指紋が初めてくっきりと見えた時の距離を測定する。

もしこの**距離が16センチ以下**であったなら、要注意だ。ただ、16センチより離れていたとしても、合併症の危険がないわけではない。近視であれば、いずれにしても定期的な眼科の検診を受けることがベターなことに変わりはない。

WHOが近視を世界的流行と位置づけ、「公衆衛生上の危機」と警鐘を鳴らす理由も、これらの様々な合併症のリスクだ。特に強度近視では、そのリスクが高まる。

つまり、彼らは近視人口が大幅に増加することで、強度近視の人口も比例して増加し、合併症による失明者数も増加してしまうのではないかと危機感を抱いているのだ。

特に近視が進むのは、体の成長が著しい20歳前後まで。発症が早ければ、その分だけ到達する近視の度数も悪化する可能性が高くなる。近視人口、強度近視の割合、合併症による失明者数を減らすためには、早期の対策が必要というのが世界的なコンセンサスなのだ。

目の不調からうつ病になる

取材を進めると、目の機能の低下が、予想外の病気と関係がある可能性も見えてきた。

例えば、近視との関係では東京医科歯科大学先端近視センターの強度近視外来の患者を調べたところ、大幅な視力の低下がなくとも、将来、視機能が低下するのではないかという不安から、うつ病や不安障害を発症する率が非常に高いことが報告されている。[*3]

近視の進行と、脳や全身の疾病への影響については、近年の研究でわかってきたことばかりだ。これまで「メガネをかけて矯正すれば大丈夫」と言われ続けてきた「常識」が、いま大きく転換しているのだ。

目の機能低下は、「万病のもと」

近視に関する直接の研究ではないが、目の機能の低下が、いかに私たちの生活に大きな影響を与えるか、という研究もある。

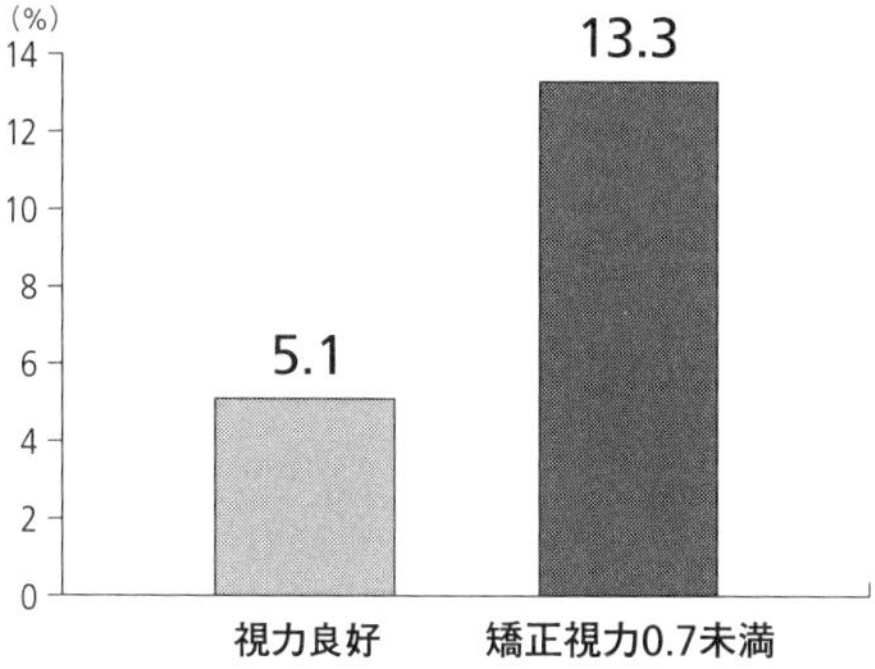

視力による認知症（疑い）の割合の変化

Mine et al. (2016)より作成

視力の低下と様々な健康の影響について調べてい

る奈良県立医科大学・眼科学教室の緒方奈保子《なほこ》教授が、こんな話を聞かせてくれた。

「脳が得る情報の8割を、目からの情報が占めると言われています。目の機能が低下して、そこから来る情報量が低下すると、脳が受ける刺激が減ってしまいます。すると脳の機能も低下してしまう。その結果、影響が全身に広がっていく。まさに悪循環。目の機能の低下は〝万病のもと〟なのです」

緒方さんのグループが、10年以上前から取り組んでいるのが、高齢者を対象に健康状態や認知機能など400項目を超える詳細な項目を調査する疫学調査だ。「藤原京《ふじわらきょう》EYEスタディ」と呼ばれる。

約3000人を調べた調査からは、視力の低下によって認知症が疑われる割合が高くなっていることがわかってきた。認知機能をテストしたスコアから、認知症が疑われる人は、視力が良好なグループでは5・1パーセントだったのに対し、矯正しても視力0・7未満だったグループでは13・3パーセントと2・6倍に上っていたのだ。*4

この調査は、目の機能の低下が脳に与える影響の大きさを物語っている。さらに、緒方さんたちの研究グループでは、目の機能と体内リズムの関係を調べる研究を進めている。

目の機能が低下することで光を感じる能力が低下し、脳内の、体内のリズムを司る機能などが低下。これまで考えられていた以上に、動脈硬化や心筋梗塞など様々な体への影響があるのではないか、という研究だ。

目から入る光・情報が、私たちの生活や健康を大きく左右しているということは、普段、当たり前すぎてなかなか実感できない。だが、これらが失われた時に初めて、私たちはその大切さに気づくのだろう。

視覚障害による社会的損失

さらに興味深い報告がある。日本眼科医会が2009年に「視覚障害によって社会的な損失がどれくらい生まれているか」を試算してまとめた。[*5] 国内の大規模な疫学研究や、国勢調査などのデータをもとに、視覚障害（メガネなどで矯正しても、よいほうの目の視力が0.5未満）によって発生する医療費や介護保険費、また生産性の損失などを推計した。

2007年には推定164万人いたとされる視覚障害者で、この社会的なコストはいくらくらいになると思われるだろうか。報告では、**視覚障害による社会的総負担は8兆78**

54億円になると結論付けている。この論文の中では、視覚障害者は2030年には約200万人にまで増加するという予測もなされており、現在ではこのコストはさらに増加している可能性が高い。

「視覚障害」と幅を広げてみれば、併存疾患を持つ患者はおよそ8割に上り、その代表例は高血圧（32パーセント）、心疾患（14パーセント）、甲状腺疾患（10パーセント）、がん（8パーセント）などがある。また先に挙げたように後天的な目の機能の低下は精神的にも負担が大きく、視力障害を持つ人の33パーセントがうつ病を併発したという報告もある。*6

視覚障害を引き起こす原因に目を向けてみると、主に「加齢黄斑変性」「白内障」「糖尿病網膜症」「緑内障」「病的近視」などがある。白内障や緑内障は眼軸長が伸びることによってリスクが上昇することを考えれば、近視も視覚障害の間接的なリスク要因となることは間違いない。

このように、後天的に目の機能が低下することは、個人にとって生活の質を大幅に下げるだけでなく、集団でそれが引き起こされれば、社会として大きな損失を生むことが研究からも明らかになってきている。

同じく、世界でも近視の割合が高い東アジアでは、中国や台湾、シンガポールをはじめとして、各国が「国の危機」として対策を始めている。一方、日本では、国としての対策が進んでいるとは言い難い。第1章で紹介した文部科学省の大規模な調査をきっかけとして、政府レベルの対策が進むことを期待したい。

注

＊1 厳密に言えば、緑内障を発症したグループでは、発症していないグループに比べて、「近視でない人」の数に対する「強度近視の人」の数の割合が大きかった、ということになる。ここで示されているオッズ比は「リスク比」とは異なる。つまり、オッズ比が3・3倍だったからといって、「強度近視の人は近視でない人に比べて緑内障を発症する可能性が3・3倍高い」とは言えないことに注意が必要だ。リスク比とは、例えば
▽強度近視の人のグループで緑内障を発症する人の割合はX
▽近視でない人のグループで緑内障を発症する人の割合はY
という結果が出た時の「X／Y」という値のことで、この場合は「強度近視の人は近視でない人に比べて緑内障を発症する可能性がX／Y倍高い」と言える。

＊2 D.I. Flitcroft: The complex interactions of retina, optical and environmental factors in myopia aetiology. *Progress in Retinal and Eye Research* 31(6): 622–660

＊3 M. Mine et al.: Association of visual acuity and cognitive impairment in older individuals: Fujiwara-kyo eye study. *BioResearch Open Access* 5(1): 228–234 (2016)

＊4 T. Yokoi et al.: Predictive factors for comorbid psychiatric disorders and their impact on vision-related quality of life in patients with high myopia. *International Ophthalmology*: 34(2): 171–183 (2014)

＊5 「日本眼科医会研究班報告 ２００６～２００８：日本における視覚障害の社会的コスト」『日本の眼科』80巻６号付録（２００９）

＊6 B. L. Brody et al.: Depression, visual acuity, comorbidity, and disability associated with age-related macular degeneration. *Opthalmology* 108(10): 1900–1901 (2001)

第3章　海外に学ぶ最新の近視対策

――治療・予防法はここまで進んでいる

世界中の研究から浮かび上がってきた近視のリスク。こうしたリスクにどう向かい合っていけばよいのか。本章では、同じく世界中の研究で成果が確かめられてきた「近視対策」を紹介していく。

近視（軸性近視）は、眼球の奥行きが伸びてしまう「状態」だが、**治療や対策ができるという意味で「病気」の一種**である、という考え方も広がっている。日本ではまだ保険適用になっていない治療法などもある一方で、後述する「光」や「3つの20」など、すぐにでも実践できる対策もあるので、ぜひ頭の片隅に置いて、毎日の生活の中で実践していただければと思う。

近視の進行を抑える目薬の発見

いま、「近視進行を遅らせる最も有効な治療法」とも言われているのが、「低濃度アトロピン」を用いた点眼薬だ。

この発見は、近視を研究する専門家たちに大きな衝撃を与えた。なぜなら、**近視が薬を使って治療できることが証明された**からだ。この研究を皮切りに、次々とほかの近視の対策の効果も確かめられていくことになる。
低濃度アトロピンの実用化の可能性が示されたのは2012年。シンガポールで行われた大規模な研究による。近視対策の研究がホットになってきたのが、いかに最近なのかがわかるだろう。
もっとも、アトロピン自体の近視に対する効果は、古くから知られていた。1989年に台湾で行われた研究でも、アトロピンを使った目薬によって子どもの近視進行のスピードが遅くなることが確認されている。しかし、問題は副作用だ。参加者247人のうち、半分以上の151人が研究から脱落してしまったのだ。論文を調べてみると、その原因の多くが「羞明《しゅうめい》感」とある。[*1]
この症状は、アトロピンの原料となる薬草・ベラドンナ（belladonna）の語源に関係している。イタリア語で「美しい女性」だ。使用すると瞳孔が開き、目が大きく見えるからである。アトロピンには近視抑制の効果だけでなく、瞳孔を開いたままにする副作用があるということだ。だから、被験者がまぶしさを感じて（羞明感）、日常生活に支障をきたしてしまい、多くが臨床研究から脱落してしまったのだ。

このほかアトロピンには、調節麻痺薬（第1章で、屈折度数を正確に計測する薬としても紹介した）の作用もあるため、近くを見る時に焦点が合わなくなるという副作用もある。

こうした副作用のため、多くの専門家たちには長年、「アトロピンは、近視の対策として効果はあるが、副作用のためにに実際には使用できないだろう」と思われてきた。

しかし、転機が訪れる。それがシンガポールでの研究だ。シンガポールは、世界で最も近視の割合が高い国の一つと言われ、20歳以下のじつに8割以上が近視というデータもある。そのため近視対策の拠点として、国立眼科センターが設立された。

ここで行われたのが、400人を対象にした「ATOM2」と呼ばれる、アトロピンの研究だった。1日1回、就寝前に点眼薬を使用するというもので、この研究にシンガポール政府は日本円にして150億円以上を投じている。

この研究が大発見につながったきっかけは、1989年に台湾で用いたアトロピンの濃度（1パーセントに薄めて使用）を、さらに100倍も薄めて使ったことにあった。ここまで薄めると、元々の瞳孔や調節機能を麻痺させる機能も、ほとんど失われてしまう。この研究を担当した研究者らも、「さすがに効果はないだろうから、もっと濃い濃度のアトロピン

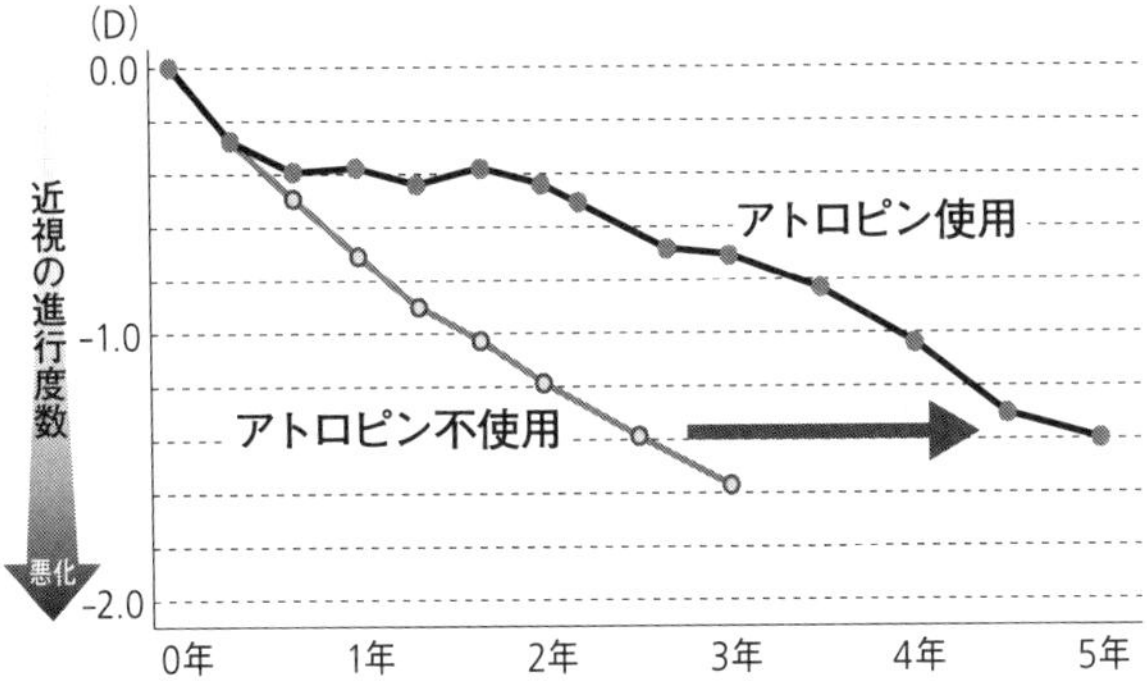

アトロピン使用／不使用グループの近視の悪化速度

Chia A et al.(2016)より作成

と比較するための材料として使おう」くらいにしか、考えていなかったという。

ところが副作用となる元の薬としての効果を失うほど薄めて点眼しても、近視の抑制効果が残ることがわかった。科学研究のセレンディピティ（偶然や予想外の発見）の一例と言えるだろう。

この研究では、近視の進行を表す「屈折度数」が効果を示す指標として使われた。アトロピン不使用のグループは、3年で平均1・6ジオプトリー悪化したのに対し、使用したグループでは、5年が経過しても悪化が平均1・4ジオプトリーだった。2年長く経過しても、近視の進行度数が使用していないグループよりも少なかったということだ。[*2]

「一時的に進行速度を遅くすることができたとし

ても、時間がかかるだけで、結局、最終的には近視の悪化度合いは同じになるのではないか」と思われる方もいるかもしれない。だが、第1章を思い出してほしい。ほとんどの人の眼軸長の伸びは、20〜25歳前後で止まる。

つまり、**対策によって進行を遅らせることができれば、対策を行わない場合に比べ、最終的に到達する度数を軽微に抑えられる可能性が高い**のだ。近視になること自体を完全に止められなくとも、対策によって強度の近視になる人の数を減らすことは可能かもしれないということだ。

シンガポール国立眼科センターに通う小学生を持つ母親を取材したところ、「ここ3〜4年、娘の目は急激に悪くなっていたのに、いまでは進行がほとんど止まっています」と本当に嬉しそうに答えてくれた。

しかし、まだまだアトロピンも研究中の薬だ。

・屈折度数だけでなく眼軸長の伸びをしっかり抑制できるのか。
・人種によって効果に違いはないのか。

・なぜ副作用となる効果が消えても近視の抑制は持続するのか。

このほかにも、まだ確かめるべきことはたくさんある。いずれにせよ、低濃度アトロピンの研究開発は世界中から注目の集まる分野になっていることは間違いない。

低濃度アトロピンの効果は日本国内でも!

日本でも、アトロピンの効果を確かめる大規模な研究（「近視学童における0・01パーセントアトロピン点眼剤の近視進行抑制効果に関する研究：ATOM-J Study」）が、行われた。京都府立医科大学病院を中心に、全国の7大学病院が協力して実施。6～12歳の子ども168人を対象に、アトロピン使用（就寝前1日1回）／不使用のグループで近視の進行（屈折度数・眼軸の長さ）に違いが表れるかを検証した。

その結果、不使用のグループが2年後に1・48ジオプトリー悪化、眼軸長が0・77ミリ伸びていたのに対し、使用したグループは悪化が1・26ジオプトリー、眼軸長の伸びが0・63ミリと、統計的に有意に進行が抑えられていたと結論付けられた。[*3]

日本人であっても近視の進行抑制に科学的に効果がある、というエビデンス（論拠）が得られたことは大きな一歩だ。一方で、ＡＴＯＭ２ほどの効果が出ない可能性も示唆される結論となった。また、点眼を行った全員に効果があるとは限らない。日本人についても、今後さらに様々なデータが取られていくはずである。

現在、日本では低濃度のアトロピンを使った目薬は保険適用外となり、自由診療になってしまう。進め方や、価格などは医療機関によってそれぞれだが、目安としては副作用が出ないかを検査した後に処方。点眼薬１本３０００円程度（５㎖であれば１ヶ月分）で、副作用の検査などを含めて数千～１万円程度が目安となる。

一方、新薬開発のための臨床試験も始まっており、結果次第では、保険適用で近視の治療薬としてアトロピンの目薬を眼科で処方してもらえる日が来るかもしれない。

「オルソケラトロジー」の実際

この低濃度アトロピン点眼薬に加えて、「オルソケラトロジー」という治療法が一般的になってきている。これは、就寝中にコンタクトレンズをつけることで視力を改善し、近視の進行を抑制するという治療法で、いま最もエビデンスが確立された近視治療法の一つと言っても過言ではないだろう（「治療」とは言っても、繰り返すが一度伸びた眼軸長を縮めることはできない。ここで言う「治療」は、あくまでも進行を抑制する、という意味だ）。

治療専用のコンタクトレンズを寝る前につけることで、寝ている間に目の表面に当たる「角膜」という部分の形を少しずつ変えていくもので、ある程度までの近視であれば、外した後の日中はメガネもコンタクトレンズもなしで遠くがよく見えるようになる。この治療法は、酸素が通りやすいレンズ素材が開発されたことにより普及し、２００２年にはアメリカＦＤＡ（食品医薬品局）で承認。以後、世界中で広がりを見せている。

結果が確認された論文も数多く出されており、それらの論文をまとめて分析した報告によれば、近視進行抑制効果の確かさは、最も高いレベルにまで到達している（多数の報告がある）。*4

さらに、その効果もこれまでの論文にもとづけば、近視の最も大きな原因である眼軸長の伸びを2年間で30〜60パーセント程度と、大幅に抑えられることが期待できるという。*5

東京医科歯科大学の先端近視センターで、子どもの近視予防を専門に研究・治療に当たっている五十嵐多恵医師は、「つけ始めれば角膜の形が変わり、目の中に近視の進行を抑制するような光が入るようになるので、抑制の効果が表れ始めるのが早いという特徴があります。また効果の個人差が、ほかの治療に比べると少ないといったメリットがあるので、こうした治療を選ぶ方も増えています」と言う。

オルソケラトロジーは、低濃度アトロピンとは、近視の進行を抑える仕組みがまったく違うと考えられている。そのため併用することで別々のメカニズムで近視を抑制でき、さらに大きな効果が得られるのではないかと考えられていることも追記しておく。

一方で誰でも、というわけにはいかない理由が費用の問題だ。オルソケラトロジーは保険適用外の診療になってしまい、どうしても高額になってしまう。医療機関によってもバラツキがあるが、例えば1週間のトライアルで数万円。本格的な使用が始まると、専用のレンズ代に加えて診察や検査、点眼薬の処方費用を合わせて、年間、片眼で10万円、両目で15万円程度かかる。2年目以降は、定期的な診察が必要になるが、年間数万円程度という価格帯が目安になるだろう（破損や紛失、劣化などによるレンズ交換の際には、別途レンズ1枚あたり、数万円かかってしまう）。

また、この治療法の対象外となってしまうケースもある。すでに近視が強度になっている場合のほかに、強度の乱視・遠視、角結膜感染症、重症ドライアイなどだ。言わずもがなだが眼科医としっかり相談した上で、安全性と効果が期待できる場合に使用すべきだ。

とはいえ、多くの人にとっては、これまで「治療」不可能と考えられてきた急速な近視に対抗する選択肢があることは、特に周りに子どもがいる人にとっては、心強いことだと思う。

驚きのDIMSレンズとは

いま、世界で注目が集まり、取材した専門家の間でも「次に来る」とささやかれているのが、特殊なレンズを備えたメガネによる近視進行抑制だ。

これは、Defocus incorporated multiple segments（DIMS）レンズといって、香港理工大学がメーカーと協同開発したもの。その特徴は、瞳孔の中心部分を取り囲むように、レンズに「マルチプルレンズセグメント」と呼ばれる直径約1ミリほどの小さなレンズが400個も配置されていることにある。このレンズはプラスの度数を持つレンズで、老眼鏡に使われるレンズと同じ働きをする。

8～13歳の子ども160人を対象にした研究によれば、通常のレンズ（単焦点レンズのメガネ）を使った子どもに対して、DIMSレンズを使った子どもの2年間の眼軸長の伸びが約60パーセントも少なかったという、驚くべき数値が示されている。何も予防策を行わなかった場合の半分以下に、眼軸長の伸びが抑えられたというのだ。

また、2年間でまったく近視が進まなかった子どもの割合は、通常のレンズでは7・4パーセントだったのに対し、DIMSレンズを使った子どもでは21・5パーセントだったことも、併せて報告されている。この報告には、世界中の専門家が驚いた。[*6]

対象者・人種を変えた場合の効果や、メカニズムの解明についてはこれからの研究が待たれるが、この研究をもとに、すでに香港・中国では2018年からDIMSレンズを使ったメガネの市販が開始されている。日本国内で入手できるようになるのはまだ先になりそうだが、近視抑制の新たな一手として今後の動向に注目したい。

DIMSレンズと似た仕組みを持った、1-dayコンタクトレンズについても研究が進められている。スペインの小学生89人を対象に行われた試験では、通常のコンタクトレンズ（単焦点コンタクトレンズ）と比較して2年間で36パーセント、眼軸長の伸びを抑えることに成功したとの報告が上がっている。ただ、こちらもＤＩＭＳレンズ同様、日本国内ではまだ販売されていない。[*7]

日本国内で入手でき、かつ近視の進行抑制が期待できるのは「累進屈折力レンズ」だ。大人の眼精疲労の抑制にも効果が高い。ＤＩＭＳレンズほど複雑な機構ではなく、眼科医の処方があればメガネの販売店で購入できる。このレンズについては第4章で詳しく述べることにする。

世界で唯一、近視の子どもが減少している台湾

話を戻すと、シンガポールと同じく、近視対策に力を入れているのが台湾だ。この超近視時代の中にあって、台湾は**世界で唯一、近視の子どもの割合を減少させることに成功していると言われている。**

しかし、首都の台北《タイペイ》で駅近くの大通りを撮影すると、街はメガネをかけた人で溢れていた。高い近視率の中、どのような対策を行っているのだろうか。私たちは台湾の近視対策プロジェクトの根幹を担う一人、高雄《カオシュン》市の長庚《チャングン》紀念医院・眼科系主任のウー・ペイ＝チャン医師を訪ねた。

ウーさんは近視予防の世界のフロントランナーで、台湾全土の近視予防のアドバイスを行っている眼科医師だ。ウーさんに１００万人の小学生を対象にした統計調査を見せてもらうと、視力不良（視力０・８以下）の割合は２００１年の34・8パーセントから右肩上がりで増え続け、２０１１年には50・0パーセントにまで至っていた（日本は２０１９年度の統計で視力1・0未満が約35パーセントとあり、比較するといかに状況が深刻かがわかる）。

しかし、ある施策をきっかけにして、視力不良の子どもは減少に転じ、**２０２０年には44・3パーセントと10年で5ポイント以上減少**。ウーさんの報告は、世界各国の専門家に、驚きと称賛の声をもって受け止められた。しかもその施策は、「誰でも」「いますぐにでも」始められるものだというのだ。

なぜ理科の授業を外で行うのか

ウーさんの案内で訪れたのは、嘉義《ジャーイー》市という台湾南西部の人口25万ほどの街の小学校

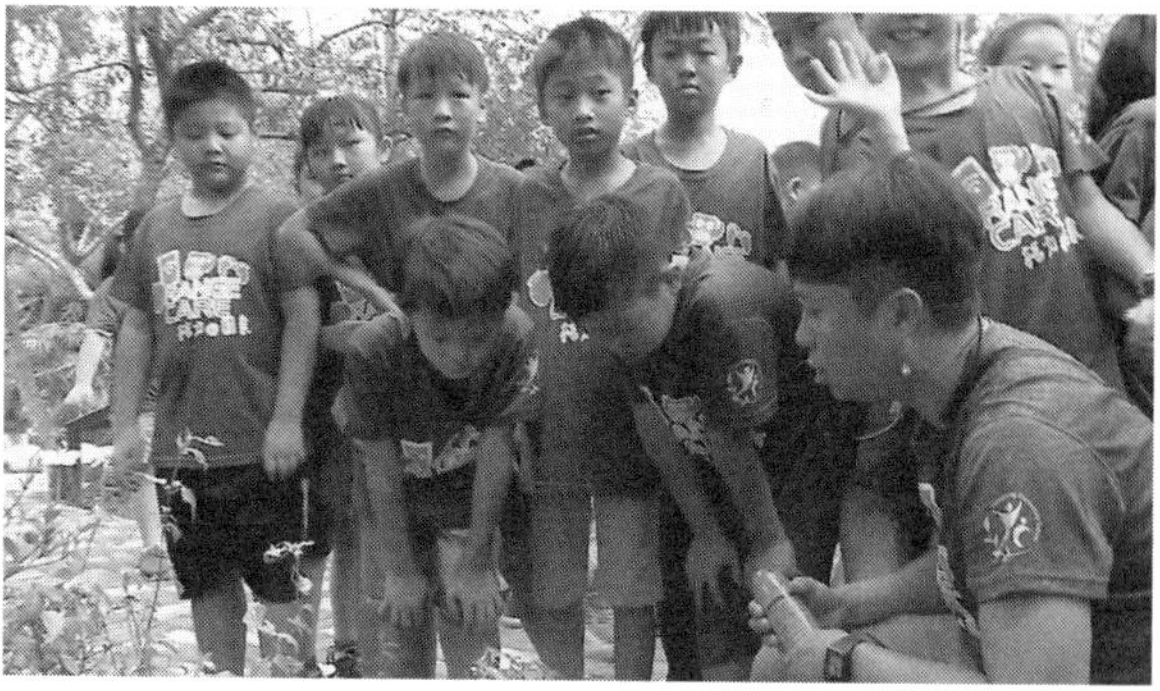

台湾では可能な授業は屋外で行うよう推奨されている

だった。理科の授業が始まるタイミングで、子どもたちは一列になり、おもむろに屋外へ出た。

到着したのは、校庭の隅に残された雑木林のような区画だ。先生が授業の説明を終えると、子どもたちは一斉に散らばって、様々な種類の植物を探し始めた（写真）。じつは、これが近視対策の一環なのだ。

台湾では、「国民体育法第六條」という法律をもとに「ＳＨ１５０」というプログラムが制定され、全国の学校で実施されている。これは、体育の授業以外にも週に１５０分以上、体を動かす時間を設けなさい、というプログラムだ。これは元々、子どもの運動不足解消・体力向上などを目指すために制定されたものだったが、子どもの視力低下が顕著になるにつれて、ＳＨ１５０を視力維持のためにも応用しようという動きが活発になってきた。

そしてSH150に続き、新たな「屋外活動120」(1日になるべく120分以上を屋外で過ごそう)という目標が政府から掲げられた。この120分には帰宅後の時間も含まれるが、特に日の短い冬期などは実践が難しい。そこで学校の多くが、なるべく可能な授業を屋外で行うことで、SH150と屋外活動120の両方を達成できるように努めているというわけだ。全土で実施されるようになった結果、近視の子どもを減らすことに成功した。

つまり、ある施策とは「外に出る時間を増やす」ことだったのだ。確かにこれなら、誰でも、すぐにでも始められる。しかし、外に出るだけでなぜ近視を防ぐことができるのだろうか。

世界中で研究される屋外活動と近視の関係

屋外活動と近視の関係で有名な研究としては、オーストラリアのシドニーで行われた研究がある。

じつは、オーストラリアは近視研究の先進国だ。その理由の一つが、中国出身の人の割合が多いこと。中国に住む人々と、中国出身でオーストラリアに移り住んだ人々を調べたところ、なぜかオーストラリアに移り住んだ人々のほうが近視率が低く、その理由を調べることで研究が進んだそうだ。

研究から、両者は生活習慣で近視率に変化が生じているようだ、ということが見えてきた。そして、「その習慣とは何か」という形で、近視対策の研究が発展していったわけだ。

オーストラリアの研究者たちは、シドニーの51の学校、4000人以上の小学生の子どもたちを調査した。近業の時間と屋外にいる時間、そして近視の進行度数を調べたのだ。結果は予想通り、短時間の近業に比べ、長時間の近業をした子どもは近視になるリスクが増加していた。

そしてもう一つ、非常に重要なポイントが明らかになった。たとえ長時間、近業をしたとしても、長時間、屋外活動をしていた子どもは「近業による近視のリスクが抑えられていた」のだ。

つまり、**近業による近視進行のリスクを屋外活動によってケアできる可能性があるということがわかった**のである（もちろん、近業の減少と屋外活動の増加の両輪をそろえることが一番効果が高いことは言うまでもない）。同調査では、1日約2時間の屋外活動で抑制の効果があると結論付けられている。[*8]

オーストラリアの研究者らは追跡研究を行い、詳しい解析を行った。6歳の子どもが6年後に近視になっていたかどうかを、近業・屋外活動の量によってグループ分けして調査したのだ。その結果、きれいな相関が表れた[*9]（図版参照）。

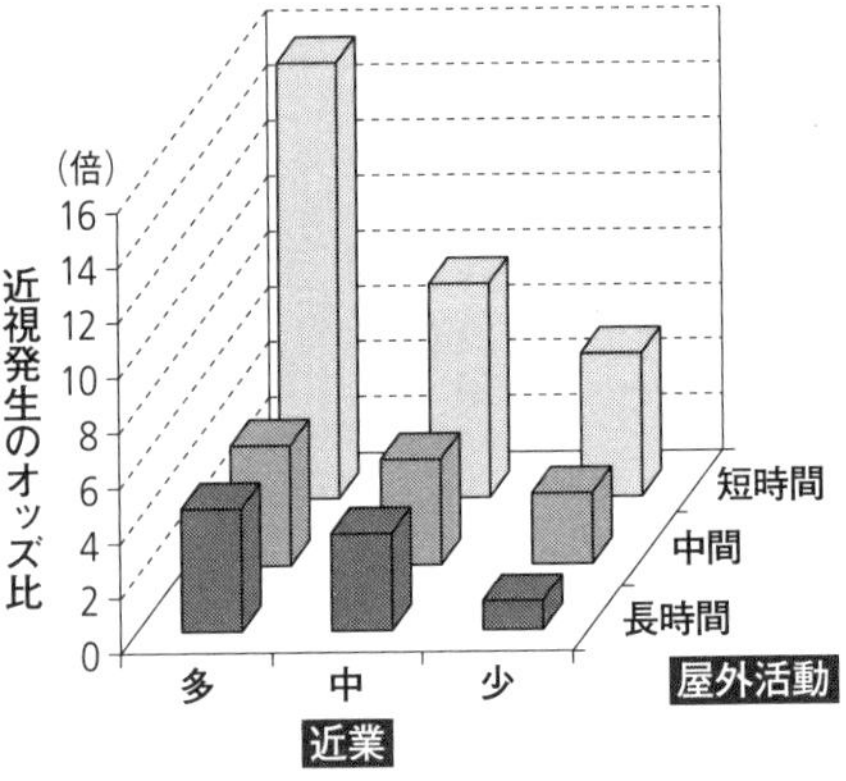

近視発症に近業・屋外活動が及ぼす影響

French et al.(2013)より作成

・屋外活動が少なく、かつ近業が多い子どもほど、近視になるリスクが大きい。

・屋外活動が多く、かつ近業が少ない子どもほど、近視になるリスクが小さい。

ほかにも興味深く、希望を与えてくれる研究が、世界中でいくつも行われている。

例えば、アメリカで行われた調査（平均年齢9歳の子ども514人が対象）では、両親のどちらか一方、もしくは両方が近視であっても、屋外活動の時間が長いほど、「保護的な効果」が認められた。つまり、**遺伝的に近視になりやすくとも、屋外で活動する時間を増やせば、近視を予防したり、進行を抑制したりといった可能性が見えてきた**のだ。*[10]

こうした研究結果は、子どもの近視を心配する保護者や、学校関係者でも「もっと早く知りたかったです」と驚く人が多い。一方で、「そんなことは、昔から言われていたことじゃないですか」と言う人もいた。

「外に出て、遠くを見る。これが目にいいのは当然のことでしょう？」と。確かに、屋外活動をすれば、遠くを見る機会が増えて近業時間が減る。だが、じつはそれだけではなかったのだ。

屋外活動で近視が減らせる理由

なぜ屋外に出ると、近視が抑えられるのか。世界中の研究者たちがその謎に挑み始めたが、検証すべき仮説はいくつもあった。

・体を動かすスポーツによって血流がよくなったのではないか。
・新鮮な空気が近視を減らすのではないか。
・部屋の中に近視リスクを高めるものが多すぎるからではないか……など。

これに対して有力な答えを示したのが、ヒヨコを使った研究だった。オーストラリア側の研究者が、環境によって眼軸長に変化が起こりやすいヒヨコを選んで研究を行った。ヒヨコをグループ分けし、1日6時間、暗い光（50ルクス）と、その300倍の明るい光（1万5000ルクス）に当たるところで飼育した。すると、明るい光を浴びたヒヨコは、暗い光を浴びたヒヨコに比べて、近視の進行が抑制されていたことがわかったのだ。[*11]

さらに詳しく調べると、強い光が当たったヒヨコの網膜からは、「ドーパミン」という物質が放出されていることもわかった。ドーパミンは脳内物質として聞いたことがある人も多いかもしれないが、じつは眼軸長が伸びないようにする作用も知られている。「光―ドー

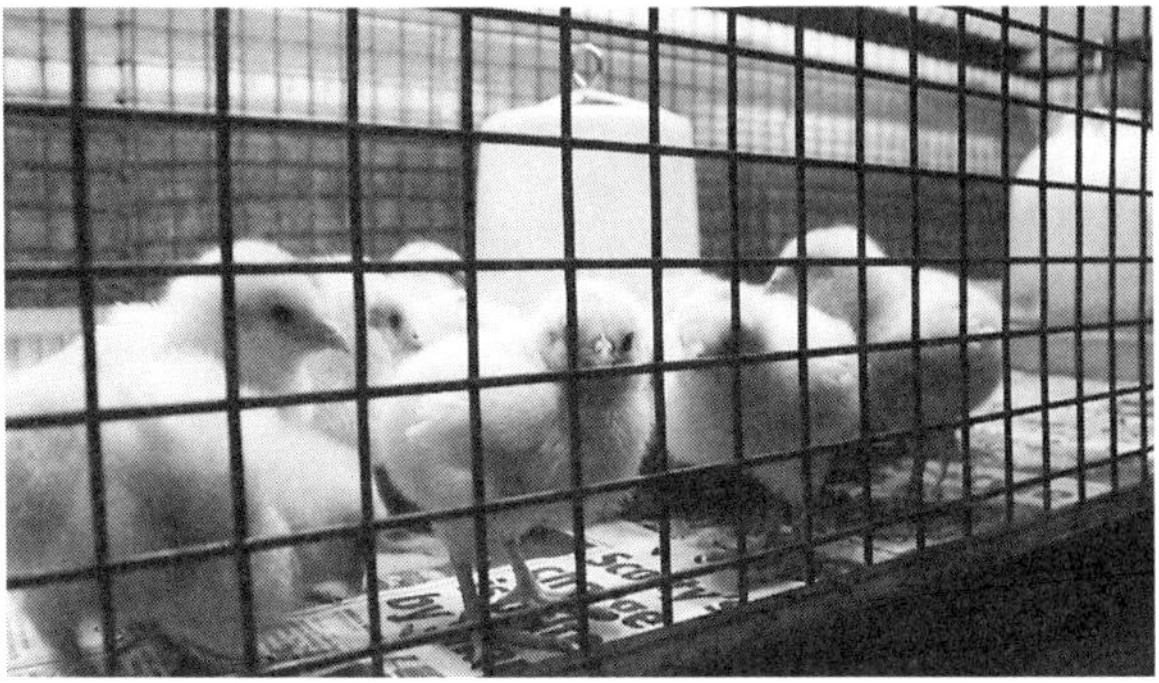

明るい光を浴びたヒヨコは近視の進行が抑制された

パミン仮説」は、屋外活動で近視が抑えられる最も有力な説で、ヒヨコ以外のアカゲザルなどの動物でも同様の結果が出ている。

近視対策に有効な「1000ルクス」の光とは

こうした研究結果を受けて、その先に歩みを進めたのが台湾だった。台湾の取り組みからは、近視の対策として、どのくらいの明るさが必要で、効果はどれほどのものかという疑問への答えも見えてきている。

前述のウーさんたちは、これらのことを正確に調べるためには、アンケートのような不確実性の大きい調査ではなく、しっかりとした「客観的な数値データ」が必要だと考えた。

例えば、近視の実態調査として「スマホの使用時間」

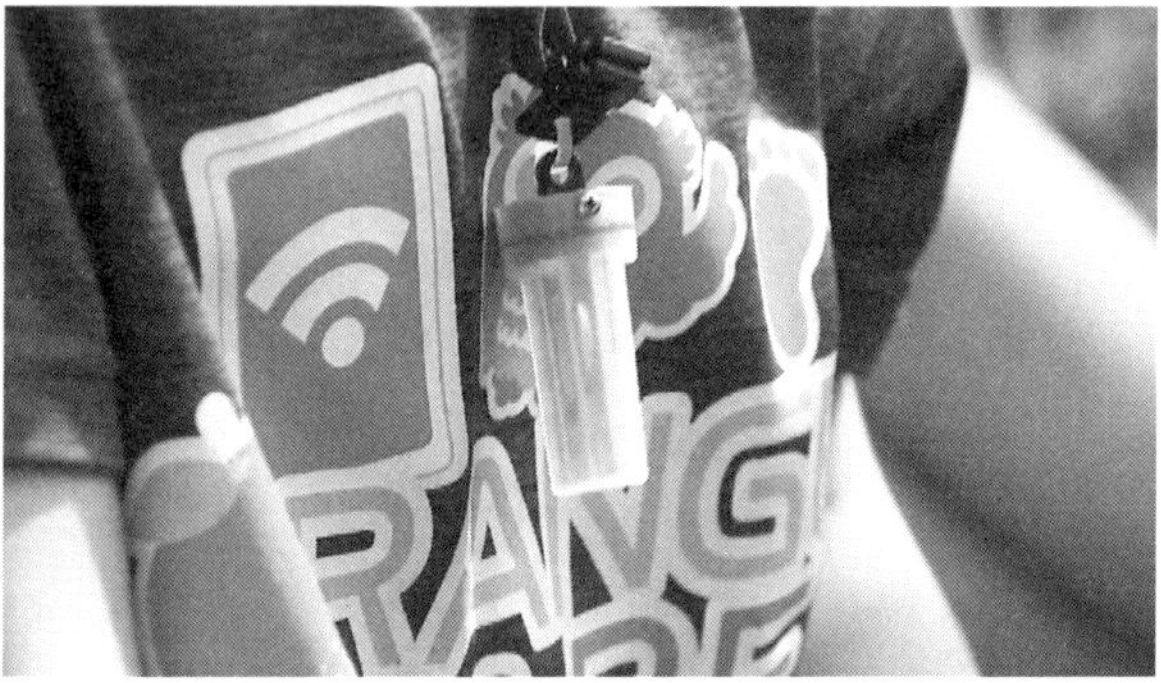

台湾の子どもたちが身につけていた光センサー

をアンケート調査すると、デバイスが自動で取得する「使用時間」と差が出てしまい、アンケートだけだと使用時間を少なく見積もってしまう可能性が高いという報告がある。

それでは、どうすれば正確なデータを取得できるのか。その答えは、子どもや保護者自身が報告するのではなく、「自動で計測してしまうこと」だった。

子どもたちを見ると、ライター程度の小型装置を、首からペンダントのように下げている（写真）。これは、軽量の光センサーだ。ウーさんたちはこの装置を使い、子どもたちが浴びた光の明るさと、時間を精密に測定。子どもたちの近視の進行のデータと重ね合わせることで、光と近視の関係を調べた。

その結果突き止められたのが、**１０００ルクス以上**

の光であれば、近視を抑える効果があるらしいということだった。この結果と、前述したシドニーの51の学校、4000人以上を対象にした研究（1日約2時間の屋外活動で効果があると結論付けられている）を受けて、台湾では1000ルクスの光を、**1日2時間以上浴びることを目標に掲げ、近視の割合を減少させることを成功させた**のだ。[*12]

子どもたちは現在も、この装置を身につけている。さらに詳しい分析を進めるためという意味合いもあるが、子どもたち自身のためでもあると、ウーさんは言う。

「これを使えば、どれくらいの明るさの光を、どれだけの時間浴びたのかが一目瞭然です。これを使いながら、子ども自身や、保護者の方に指導を行います。『なんとなく』ではなく、数値で具体的に示すことで、理解しやすく、実際の行動変容につながりやすくなることがわかりました。これも、この調査での大きな発見の一つです」

第1章で近業の時間を計測して可視化してみることで発見があったように、私たちは、自分たちの毎日の生活について、詳しく知っているようで、じつはよくわかっていないのかもしれない。現在は、まだこうした小型デバイスは研究用のものが多く、一般の人が気軽に購入できるものではない。だが今後、スマートウォッチやメガネ型デバイスが普及し、こうした記録が簡単に取れるようになれば、近視対策は次のステップに進んでいけるようになるだろう。

曇りでも木陰でも明るさは十分

台湾の取材から帰国してほどなく、近視研究界で知らない人はいない人物が来日するという話を耳にした。オーストラリアで屋外活動の調査をしたオーストラリア国立大学のイアン・モーガン教授が、都内で開かれる国際近視学会に出席するため、来日するというのだ。

そこで連絡を取ってみると、ぜひ日本の小学校を見てみたいと快《こころよ》く取材を了承してくれた。江東区立元加賀小学校の協力を得て、一緒に教育現場の環境を視察させてもらうことになった。

当日、学校に到着したイアンさんが取り出したのは「照度計」だった。光の明るさを、簡単に測定することができる装置だ。安いものだと数千円で購入できる。子どもたちに、にこやかに挨拶しながら、センサーを手の平に乗せて教室内の明るさを測定していく。

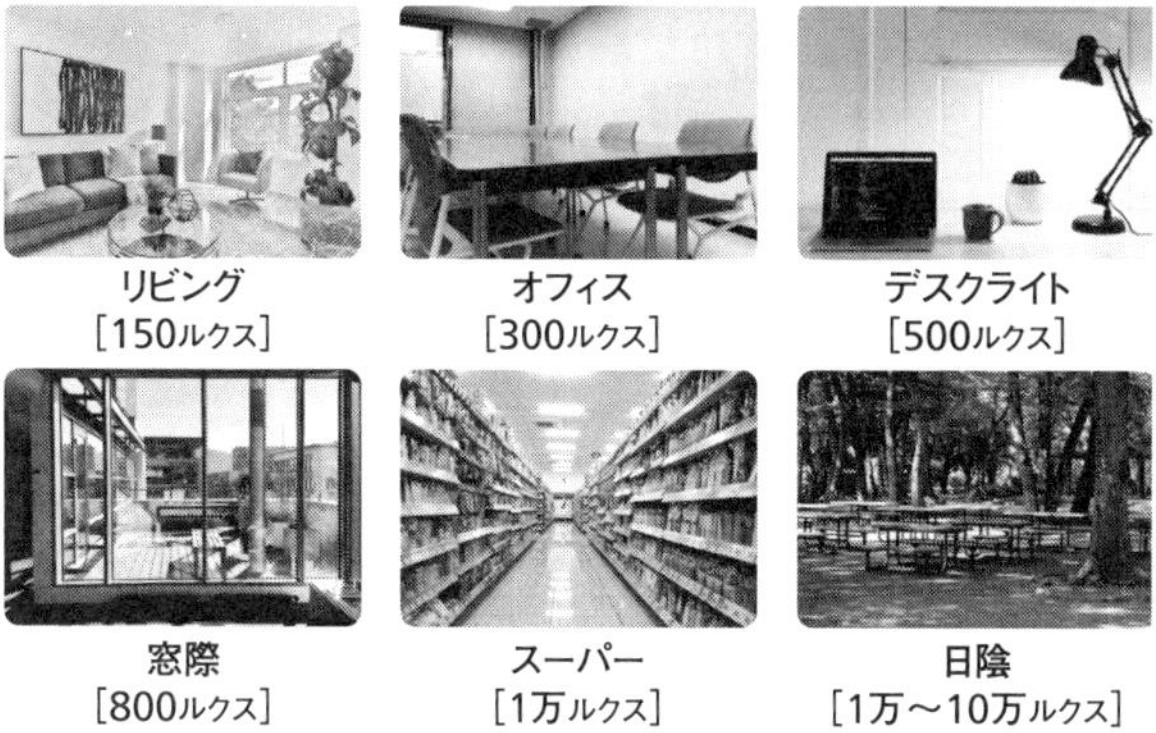

身近な環境とそれぞれの照度の目安

教室の中央付近で測定してみると、300ルクスほどあった。明るいように見えるが、思ったほど数値は上がらない。そこで窓際を測定すると、1000ルクスを超えていた。しかし、イアンさんが「子どもの目線は、横（前）向きですよね？」と、センサーを子どもの目線の向きに合わせると、数値は800ルクスほどに下がってしまった。

「よく誤解されますが、目に入る光の明るさを測定するのが重要です。教室で、ずっと空を見ているわけにはいきません。屋内では、1000ルクスという明るさは、なかなか実現するのが難しいのです」

ちなみに、近視が増え続ける中国では、グラス・クラスルーム（ガラスの教室）という試みも行われているらしい。教室でも日光が遮《さえぎ》られないよう、ガラス張りにしているのだ。一度、研究者に写真を見せてもらったが、なんと教室の中で子どもたちが日傘を差していた。

教室を出たイアンさんが次に向かったのは、校庭だった。この日は晴天だったが、数値を見てみると、なんと**50万ルクス**を示している。まさに桁違いの明るさだ。校庭の端にある大きな**木の陰で測定しても、1万〜10万ルクス**ほどの明るさがあった。木陰であっても、屋内に比べればものすごく明るいということだ。

「目は精巧につくられていて、瞳孔によって、私たちが感じる明るさをコントロールしてくれます。意識していないと気づかないかもしれませんが、屋内と木陰では圧倒的に木陰のほうが明るいのです」

イアンさんが言うには、曇りの日でも近視予防には十分な明るさが得られるとのことだ。

「近視を予防するために、無理に直射日光を浴び続ける必要はありません。紫外線のリスクもありますから。木陰でのんびりしたり、本を読んだりするというのが実践しやすいのではないかと考えています。ですから校庭にも、いかに快適に長時間過ごせるスペースをつくるかということも重要になってきます」

政府レベルでの近視対策が必要

学校の様子をひとしきり見学したイアンさんが、校長と養護教諭にアドバイスしたのは、校庭にもっと日陰をつくり、子どもたちが屋外でのんびりできるスペースを設けることだ。そういえば、取材した台湾の小学校でも、屋外の日陰にボードゲームや読書を楽しめるスペースがあり、子どもたちが集まっていた。

すると養護教諭の佐々木和江さんから、次のような質問が出た。

「子どもたちには、短い時間でも、休み時間はなるべく屋外で遊ぶように促《うなが》しています。近視の対策として、この合計時間で十分でしょうか」

イアンさんは具体的な行動を推奨する学校の姿勢を称《たた》えつつも、こう指摘した。

「残念ながら、休憩時間をすべて足しても1時間。1日2時間という目標に対しては十分とは言えません。実際には、移動や準備、片付けの時間もあるでしょうから、屋外にいる時間はもっと短くなってしまいます」

その上で、「でも、ちょっとしたことで時間はかなり増やせます。理科などの授業を屋外で行うのはどうでしょうか？　また、ランチタイムを外で過ごすというアイデアもあります。オーストラリアでは、子どもたちはみんな外でランチをしていますよ」。

給食の時間は毎日あるし、座って食べている時間を屋外活動に当てられれば無理をして外に出る必要がなくなる。しかし現実には、そう簡単ではないと校長の河野美幸さんは話す。

「確かにいいアイデアだとは思うのですが、そうした大がかりな変更をそれぞれの学校単位で行うのは、ちょっと厳しいかもしれません。政府が大きな方針を示すことが必要ではないかと思います」

給食を外で食べるための場所の確保などには予算が必要だろうし、授業の内容によっては外で行えないこともあるだろう。海外の事例を見ると、成功している対策は政府主導の施策として行っている例が多い。

結局、アドバイスをすべて、すぐに実践することは難しかったが、この小学校では子どもたちへの外遊びの推奨を続け、家庭でも休日などに外で過ごす時間を増やせるよう通知していくことになった。

放課後、校庭で元気に遊ぶ子どもを眺めながらイアンさんはこう語った。

「近視が極めて深刻な問題となっているにもかかわらず、私の知る限り、国として対策を取っていないところが、2ヶ国あります。韓国、そして日本です。科学的に効果が確かめられている対策は、すでに存在しているのですから、政府として、もっと真剣に近視の問題と向き合ってほしい。これは子どもと、国の未来に直結する問題だと私は考えます」

科学で「超近視時代」を乗り越える

私が大学院生としてその後の進路に迷っていた当時、生理学研究所という機関で研究広報のインターンをすることになった。そこで初めて書いた原稿は「食事をよく味わいながら規則正しくとることが健康によいと証明された」という内容の研究プレスリリースだった。

その原稿を、インターンとして受け入れてくれた広報の担当者（研究者でもある）が、奥さんに見せたところ、次のようなやり取りをしたよ、と笑いながら話してくれた。

「『ふーん、研究者って、わかりきったことを確かめる仕事なのね』と言われちゃったから、『そうだよ、長年の付き合いなのに、そんなことも知らなかったの？』と答えておいたよ」

私も笑いながらその話を聞いたが、いまにして思えばそれは謙遜《けんそん》だったんだな、と感じる。例えば、「外に出れば、近視が抑えられる」というのは確かに想像のつく範囲の「わかりきった」結論なのかもしれない。しかし、その結果を世界中の研究者が丁寧に調べることで、「光」という原因にたどり着き、「1000ルクス」という明るさ、「2時間」という効果のある時間の目安まで明らかになった。その結果として、具体的な基準で計画を立てることができ、近視の人口を減らすことにまで成功している地域が出始めている。

なんとなく考えることと、突き詰めて調べて考えることとは、似ているようでまったく違う。それが、科学という営《いとな》みが人々の暮らしを豊かにできる可能性を持っている理由なのだ。

国として眼軸長の調査を全国規模で行うことは非常に意義のあることだ。今後、その結果を活かすための対策についても、科学的に効果が確かめられているものについては積極的に取り入れる議論も併せて行ってもらいたいと思う。

すぐに始められる「近業」対策

さて、ここまで近年明らかになってきた「光」による近視の進行抑制・発症の予防について見てきた。一方、逆に近視のリスクを上げる大きな要因となるのが、目とモノとの距離が30センチ以内の「近業」だ。この大きなリスクをなんとか低減させることはできないだろうか。

この近業の実態調査に協力してくれたのが、第1章で登場した石﨑脩也くんだった。自宅で活動している時間の、じつに4割が近業であり、1日の近業の合計時間は4時間に及んでいた。

その一方で、私は「超近視時代」を生きる子どもたちにとっては、しかたのないことなのではないか、という思いも抱いていた。読書もゲームも勉強も、減らせと言われたからといって簡単に減らせるものではないのではないか。

こうして先述の、東京医科歯科大学先端近視センターの五十嵐多恵医師に相談を持ちか

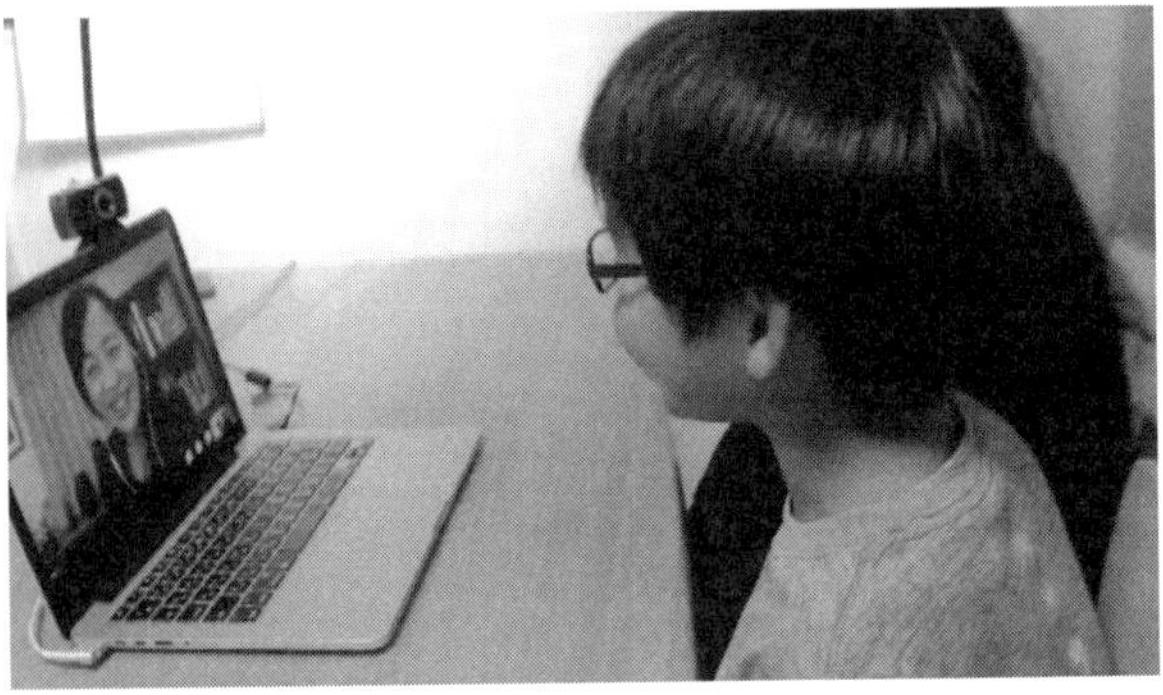

オンライン相談会の様子

京都の脩也くんと母親の美絵さん、東京医科歯科大学の五十嵐さん、そしてNHKをつないで行われた。

けることになった。

「できることは、きっとあると思いますよ」と五十嵐さん。そこで脩也くんと母親の美絵さんを交えて「オンライン相談会」を行い、具体的なアドバイスをもらうことになった。

ゲームや動画が悪いわけじゃない?!

「相談会」は、京都の石﨑さん親子と、東京の五十嵐さん、NHKを結んでオンラインで行われた(写真)。

まず一通り、脩也くんの近業データの読み解きを五十嵐さんが説明する。

「ゲームや動画の時間に30センチを意識してはいるみたいなんだけど、どうしても熱中しちゃう

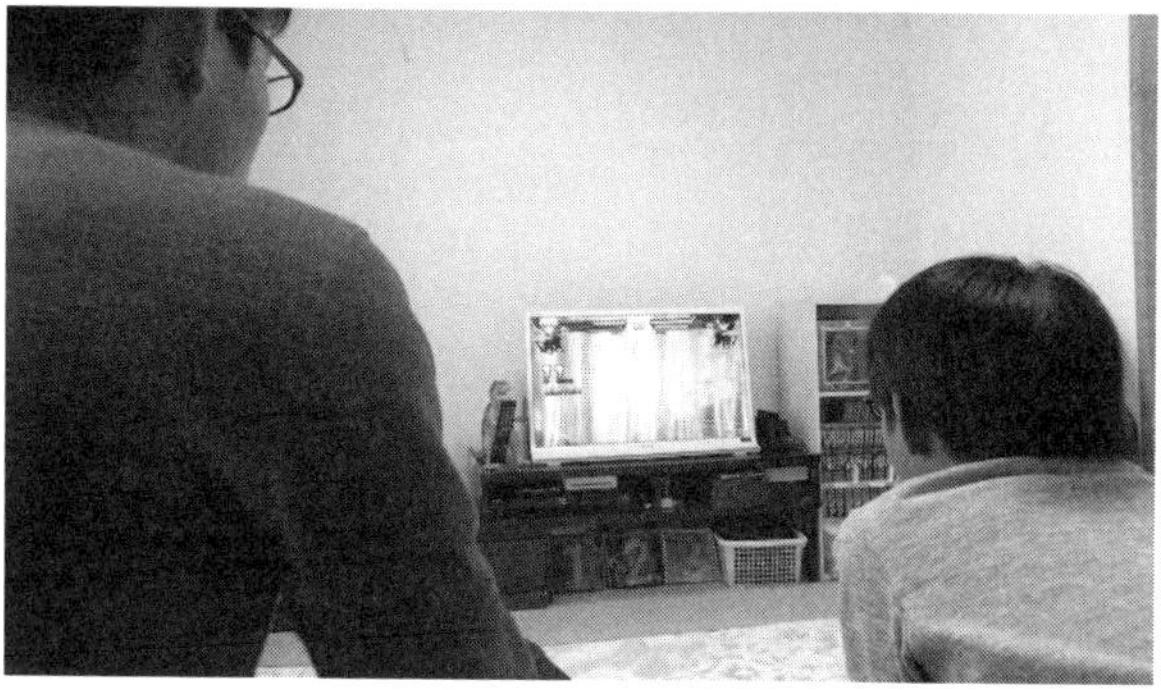

ポイント①大画面で

大事なのは目とモノとの距離。小さな画面だと、よく見ようとつい目を近づけてしまいがち。ゲームや動画視聴などは、大きな画面で離れて行う。

と手元まで近づけてしまう傾向があるみたいだね」

脩也くん自身も自覚していたように「ついつい」画面が近づいてしまうことがある。しかし、五十嵐さんは続けて意外な言葉を発した。

「ゲームやテレビ視聴そのものと、近視のリスクとは、じつは関係が見えていないのです。むしろ、どんなデバイスを使っているかが重要です」

敵はゲームやテレビではなく、あくまで目とモノとの距離ということらしい。

「だから、ゲームをするにしても、動画を見るにしても、テレビの画面に映すとか、大きな画面で、距離を取って見るようにしてほしい」

つまり、**ポイント①は「大画面で見る」**ことだ。

1日の合計近業時間は、2時間未満が望ましいとされている。しかしゲームや動画を見る時間は、簡単には減らせない。だとしたら、せめて大きな画面で距離を取って見れば、近視のリスクを低減させられるという。ゲームや動画視聴などであっても、距離を取れば「近業」ではなくなる、ということだ。

見ているモノが30センチより離れているかどうかの目安としては、前述の「2リットルのペットボトル」がある。この長さがおよそ30センチと覚えておくと、イメージしやすいかもしれない。加えて、リビングに1本、空のペットボトルを置いておくと、意識付けにもなる。

ちなみに中国では、国家基準で教科書の文字の大きさの下限を決めたそうだ。小学1、2年生は16ポイント以上、小学3、4年生は14ポイント以上、小学5年生から高校生は12ポイント以上と細かく決められているそうだ[*13]（1ポイントは約0・35ミリ）。

これも、「大画面」と同じく、大きな文字であれば目を離しても見やすいからという理屈だろう。画面で文字を読む時に参考にしてもいいかもしれない。

勉強や読書には「3つの20」

次に話題になったのが、宿題の時間だ。こちらも一生懸命になるあまりに、ついつい、目がプリントに近づきがちだ。ゲームや動画以上に親にとっては頭を悩ませる問題だろう。

「ゲームや動画は、長くやっていると『ちょっと長いんじゃない？』と言ったりしていたのですが、宿題はあまり意識していませんでした。宿題をやめろと言うわけにもいきませんし……」

美絵さんの悩みに五十嵐さんが答える。

「そうですよね。近視の予防という観点では、近くを見る時間がちょっと長めですけど、勉強の場合は短くしてしまうと成績が落ちるかもしれないので、現実的ではないでしょう。そこで大事になってくるのが、『20─20─20ルール』です」

聞き慣れない言葉に、しばし顔を見合わせる脩也くんと美絵さん。

「まだあまり広まっていない言葉なのですが、アメリカの眼科学会などが推奨している近視予防のルールです。20分間集中して手元の作業をしたら、20秒間、20フィート（約6メートル）先を見るようにする、という方法です」

ポイント②は、「3つの20」。これはオーストラリアでの研究がもとになって、開発された対策方法だ。オーストラリアで2000人以上の子どもを対象にした研究では、30センチ以内の距離を見る「近業」をする際に、30分以上継続しないよう休憩を取っていた子どもは、統計的に近視の進行が抑えられたことがわかったのだ。研究では30分という指標だったが、万全を期して20分という基準がつくられたというわけだ[*14]。

ちなみにこの20フィート（約6メートル）は、近視が進んでおらずまだ遠くが見える人や、遠くが見えるメガネやコンタクトレンズを使っている人の目安だ。近視で遠くがあまり見えない人や、弱めの矯正をしている人は、もう少し近くで「ぎりぎり焦点が合うくらいの距離」という認識でよい。

五十嵐さんは、「オンライン相談会」のまとめに、子ども自身の意識の大切さについて話してくれた。

「周りの大人の助けも、もちろん重要なんですが、より大切なのは、子ども自身の意識です。**意識してやっている子と、そうではない子では、近視の進み方がかなり違ってくること**がデータでわかってきています。特に、新型コロナの外出自粛期間中は顕著です。脩也くん、なるべく意識して、できる範囲で頑張ってみてくださいね」

小学生ともなると、大人が把握していない子どもの時間も多い（寝る前にベッドでマンガを読んでいた脩也くんのように）。子ども自身が「近視を止めたい」と思い、「その具体的な対策」を意識する。一つ一つは小さなことだが、それが何年も積み重なると非常に大きな成果になるのだ。

いかに行動に結びつけるか

「オンライン相談会」を終えた脩也くんには、第1章で近業のデータを測定した際の装置を使い、引き続き近業のデータを取ってもらうことになった。そして相談会から1週間後、母親の美絵さんからメールが届いた。

「データをアップロードしました。ご確認をお願いします」

データは、すぐに確認できない仕様になっているため、美絵さんもデータに変化があったかどうかはわからない状態だ。脩也くんの相談会前の近業の状態は、それぞれ1週間の測定で、

・1回あたりの継続時間27分（1週間の最大値）
・1日合計4時間6分（1週間の平均値）

だった。理想的には1日合計2時間未満、継続時間の最大は20分未満。もちろんこれは、現代に生きる私たちには少々厳しい目標だ。

番組の編集作業が始まる前、朝の編集室でパソコンを操作し、アップロードされたデータの結果を分析した。すると驚いたことに、相談後の1週間では、「1回あたりの**継続時間19分**（1週間の最大値）」と、目標達成を示す数値が出てきたのだ。

また、1日の合計時間も、「**2時間53分**（1週間の平均値）」と、目標には届かなかったものの、相談前に比べて近業を1時間以上減少させることに成功していた。

結果の数字が間違いでないことを確かめてから、美絵さんに結果を伝えるべく電話したところ、美絵さんも変化があったことを非常に喜んでいた。脩也くんは相談後に、勉強や本を読む際にはキッチンタイマーを使って「3つの20」を実践。さらに、ノートに近業の時間と内容の記録を細かくつけ始めたのだという（さらにこの後、動画の視聴やゲームの時間自体を自ら大幅に減らすことを決めたそうだ）。

「本当に意識が変わったというか、これまで考えられないくらい自分から率先して取り組んでいるので、よいきっかけをいただいたと思います」

少し大げさだが、「人は変われる」ということを、小学4年生の脩也くんに改めて教えてもらったように感じる。もちろんテレビの取材でもあるし、変わらなければスタッフに悪いと思って頑張ってくれた……という側面もあったかもしれない。

しかし、測定装置や記録をつけることによって、客観的に自分の生活をデータで見られたことや、五十嵐さんとの相談の中で、「近視は見えにくくなるわけではない」こと、また「対策することができる」、特に「自分自身の意識が大事」だと教えてもらったことが脩也くんを納得させ、それが行動の変化につながったのではないかとも思う。

人を変えるのは、命令や義務感ではなく、様々な過程の中で得られた「納得感」なのかもしれない。「超近視時代」とは、ちょっと大げさで怖い表現だが、その対策のカギは毎日の生活のちょっとした変化にある。取材中に印象に残ったのは、先端近視センターの教授であり、日本近視学会の理事長でもある大野京子さんの言葉だ。

「最新の研究からわかってきた大切なこと。それは『近視は、目の生活習慣病』だということです。生活習慣病では、もちろん医学的な治療も必要ですが、それとともに生活習慣を見直すことの両輪が非常に大切です。ぱっと効果の出る、これさえやればOKという対策はないのですが、まずは毎日の生活の中で、対策を始めることが重要なのです」

家庭の事情に合わせた工夫を

脩也くんはここまで頑張って、「変化」を見せてくれた。一方、偉そうに取材をしている私はどうだろうか。一人の子（2歳）を持つ親として、取材をきっかけに実践し始めたことがある。そのうち、すぐにできることを2つだけ挙げてみよう。

・積極的に外で過ごす

本章では、日光で近視の子どもの割合を減らしている台湾のことを紹介した。研究者のウーさんに、移動の車中でこんな質問をしたことがある。

「うちには2歳の子どもがいますが、1000ルクス以上の光は、将来の近視予防のために効果があるでしょうか?」

すると、ウーさんはにっこり笑ってこう答えた。

「2歳に対する研究は、残念ながら大人に対するものと同様、まだ行われてはいません。しかし、効果が確かめられていないということは、効果がないこととイコールではありません。小学生では進行とともに発症についても予防できることがわかっています。日焼け止めなどの紫外線の対策をすれば、やらない理由はないのではないでしょうか」

ウーさんの話に「納得」した私は、その後、子どもと過ごす時はなるべく屋外で遊ばせるようにしている。もちろん、パートナーである妻にも情報を共有することがとても大切だ。一人では限界がある。周りに仲間を増やして一緒に実践していくことも、きっと重要だろう。

・チャイルドシートでのスマホ対策

車で移動する際に、子どもがチャイルドシートで、どうしてもスマートフォンで動画を見たがるのに困っているという方は、多いのではないだろうか。自宅にいる時は、本章で紹介したように、動画であってもテレビに接続して離れたところから見せるようにできるのだが、車内の対策はなかなか難しい。

そこで導入したのが「スマホスタンド」だ。脚がフレキシブルに動くようになっており、運手席の後ろにスマホを固定することで、距離をとれるように工夫している。とはいえ、短い時間ならまだしも、長い時間となると、子どもは「(違う動画に)変えたい！　自分で(持って)変えたい！」と身を乗り出して、スマートフォンをスタンドから無理やり外してしまう。なかなか簡単ではないが、今後も試行錯誤しながらよい方法を見つけたい。

日光や近業への対策は、具体的な方針さえわかっていれば、各家庭の事情に合わせて工夫することができる。このような小さな「工夫」が少しずつ楽しめるようになったらしめたものだ。超近視時代の中にあって、近視対策に王道はない。一人ひとりが毎日の生活を少しずつ工夫しながら、目を守っていくしかないのだろう。

大人にもできる対策はある

ここまで子どもの近視対策について調べてきたが、中学生の時から近視の私は、「大人の自分にもできることはあるのだろうか」という疑問を常に念頭に置きながら取材してきた。この疑問に答えるためには、まず2つの点を押さえておく必要がある。

ここまで紹介してきた近視の対策は、

・屋外活動の時間を増やす。1000ルクス以上の光を1日2時間浴びる。
・目とモノとの距離が30センチ以内の「近業」を1日合計2時間以内にする。
・同じく近業の継続時間を、休憩を挟む（6メートル先を見る）ことで20分以内に抑える。
・オルソケラトロジーなど効果の確かめられている治療を選択する。

といったものだった。これらは研究によって科学的に、子どもの近視の発症や進行を抑制する効果が確かめられている対策である。

一方で、例えば、「暗いところで本を読まない」「部屋の照明は明るいほうがよい」など

❶ 3つの「20」（アメリカ眼科学会が推奨）

20分に一度　20秒間　20フィート先を見る（約6m）

❷ 屋外で光を浴びる

1000ルクス以上　1日 2時間以上

❸ 最新治療（保険適用外）

低濃度アトロピン点眼	オルソケラトロジー
■1日1回 就寝前に	■睡眠中に角膜の形を矯正するハードコンタクトレンズ
■1〜2年以上継続	
■1ヶ月 3000円ほど〜	■1枚（片目）10万円ほど〜

近視の進行を抑えるための対策

のまことしやかに語られている言説や、「メガネをかけないほうが近視が進まない」「ブルーベリーやサプリメントを摂取する」といった〝民間療法〟的な対策、あるいは「視力回復トレーニング」といったものには、いまのところ根本的な対策になる（屈折度数や眼軸長の伸びなどの悪化を抑制する）と言えるほどの根拠は見つかっていない（一時的に調節能力が落ちる「仮性近視」に対しては、効果があるものもあるかもしれない）。

だからこそ、どんな対策を実際に行うかを選択する際に、①科学的根拠はあるのか、②あるとしたらどんなレベルの根拠なのか、を確認することが重要だ。

重要なことなので繰り返すが、**近視の大きな原因となる眼軸長は二度と元には戻せない**

（短くすることはできない）。将来、画期的な治療法が開発される可能性もあるが、いまのところは「回復」「眼軸長が元に戻る」といったことが謳われていたら、内容を慎重に吟味する必要がある。

この2点を踏まえて、「すでに近視になった大人に対策は可能か」をもう一度考えてみよう。結論から言えば「できることはあるが、子どもと比べると根拠は弱く、根本的な対策としての効果は薄くなってしまいそうだ」となってしまう。

近視になっている（眼軸長が伸びてしまっている）大人の眼軸を再び短くすることはほぼ不可能だ。そのため、「これから眼軸長が伸びる可能性のある子ども」に比べて、大人で期待できる効果は限られてしまう。

とはいえ、成人の一部ではあるが、現在も眼軸長が伸び続けている人には効果があるかもしれない。成人になって初めて近視を発症する「成人発症近視」や、成人になっても近視の進行が止まらない「成人進行近視」は、近年になって増加しているという報告がある。

また、日本眼科医会では、「近視が非常に強い場合には、20代後半を過ぎても近視が進行し続ける場合があります。また最近ではパソコンなどの近くを見る作業の増加に伴い、成人以降に近視が発症したり、弱い近視でも、成人以降も近視が進行し続けたりする場合がありますとして、デジタルデバイス使用時間の増加に伴う影響の可能性を指摘し、警鐘を鳴らしている。[*15]

子どもだけではなく大人も大きな影響を受けている可能性が指摘されている中で、先に挙げた対策が効果を示す可能性はある。「可能性がある」という不確かな言い方しかできないのは、大人の近視についての研究が、現状では極めて少ないからだ。

科学的に確かなことを言うためには、統計的に意味のある対象人数・期間で研究を行う必要がある。子どもに比べ、該当する人の割合も、進行の度合いも少ない大人の研究は、非常に結果が出しにくく、難しい。近視対策研究の現状は、子どもが「主戦場」になっており、残念ながら大人についての研究は遅れている。

ただ、子どもも大人も目の仕組みは同じであり、取材した複数の専門家が、「エビデンスはないため、明言はできないが、近視の対策を成人が行ってはいけない理由はなく、推奨されることは間違いない」と話してくれた。また、近業を減らす対策については、直接的に眼精疲労の軽減にも効果があるということも付け加えておきたい（子どもにとっては近視のリスクを低下させ、大人にとっては眼精疲労も軽減できるメガネ・コンタクトの選び方については第4章を参考にしてもらいたい)。

一方、大人だからこそできる重要な対策もある。特に、もしもあなたが強度の近視が疑われる場合(簡易的には裸眼で指を少しずつ近づけて16センチ以内でないと指紋に焦点が合わない場合は要注意だ)、合併症に気をつけることが重要だ。

第2章で述べた通り、白内障、緑内障、網膜剥離など、失明につながる様々な眼病のリスクが、近視で高まる可能性が明らかになりつつある。近視はメガネをかければ大丈夫という常識は覆りつつある。

こうしたリスクをしっかり認識し、定期的に眼科を受診することも、重要な近視の対策と言えるかもしれない。伸びた眼軸長を戻すことはできないが、合併症を早期に発見できれば、治療の選択肢はぐっと広がり、効果も高くなる可能性がある。

注

＊1　M. Y. Yen et al.: Comparison of the effect of atropine and cyclopentolate on myopia. *Annals of Ophthalmology*

21(5): 180–182, 187 (1989)

＊2 A. Chia et al.: Five-year clinical trial on atropine for the treatment of myopia 2: Myopia control with atropine 0.01% eyedrops. *Ophthalmology* 123: 391–399 (2016)

＊3 O. Hieda et al.: Efficacy and safety of 0.01% atropine for prevention of childhood myopia in a 2-year randomized placebo-controlled study. *Japanese Journal of Ophthalmology* 65(3): 315–325 (2021)

＊4 S. M. Li et al.: Efficacy, safety and acceptability of orthokeratology on slowing axial elongation in myopic children by meta-analysis. *Current Eye Research* 41(5): 600–608 (2016)

＊5 例えば、T. Kakita et al.: Influence of overnight orthokeratology on axial length elongation in childhood myopia. *Investigative Ophthalmology & Visual Science* 52(5): 2170–2174 (2011)では36パーセント、J. Charm et al.: High myopia-partial reduction ortho-k : A 2-year randomized study. *Optometry and Vision Science* 90(6): 530–539 (2013)では63パーセントの抑制効果が報告されている。

＊6 C. S. Lam et al.: Defocus incorporated multiple segments (DIMS) spectacle lenses slow myopia progression: A 2-year randomised clinical trial. *British Journal of Ophthalmology* 104(3): 363–368 (2020)

＊7 A. R. Pomeda et al.: MiSight assessment study Spain (MASS). A 2-year randomized clinical trial. *Graefe's Archive for Clinical and Experimental Ophthalmology* 256: 1011–1021 (2018)

＊8 K. A. Rose et al.: Outdoor activity reduces the prevalence of myopia in children. *Ophthalmology* 115(8): 1279–1285 (2008)

＊9 A. N. French et al.: Risk factors for incident myopia in Australian schoolchildren : the Sydney adolescent vascular and eye study. *Ophthalmology* 120(10): 2100–2108 (2013)

＊10 L. A. Jones et al.: Parental history of myopia, sports and outdoor activities, and future myopia. *Investigative Ophthalmology & Visual Science* 48(8): 3524–3532 (2007)

＊11 R. Ashby et al.: The effect of ambient illuminance on the development of deprivation myopia in chicks. *Investigative Ophthalmology & Visual Science* 50(11): 5348–5354 (2009)

＊12 P. C. Wu et al.: Myopia prevention and outdoor light intensity in a school-based cluster randomized trial. *Ophthalmology* 125(8): 1239–1250 (2018)

＊13 「人民網日本語版」２０２１年3月11日

＊14 J. M. Ip et al.: role of near work in myopia: findings in a sample of australian school children, *Investigative Ophthalmology & Visual Science* 49(7): 2903–2910 (2008)

＊15 日本眼科医会「近視の度は何歳くらいまで進むの？」、https://www.gankaikai.or.jp/health/39/07.html

第4章 「過矯正」が近視を悪化させる

――メガネ(コンタクトレンズ)の本当の選び方

日本でメガネをかけている人の数は、どのくらいだろうか。調べてみると、２０１５年時点で７５００万人以上、国内の人口のおよそ6割がメガネをかけているという報告がある。コンタクトレンズのみの使用者を含めれば、もう少し多くなるかもしれない。[*1]

かく言う私も中学生からメガネとともに人生を歩んできたが、メガネやコンタクトレンズを「どう選べばいいのか」ということを真剣に考えてきたかと問われれば、答えに詰まってしまう。選ぶ基準はフレームなどのデザインが中心で、レンズについては検査を踏まえて販売店で提案されたものを、ただ受け入れることしかできていなかったように思う。

しかし、取材をするうちに「自分に合わないメガネ（コンタクトレンズ）」、特に度の強すぎるメガネを選んでしまうと（後述するが、不幸なことに、私たちはある理由によって「自分に合わないメガネ」を選びがちだ）近視が進行するリスクが高まり、さらに眼精疲労を招く危険性もあることがわかってきた。

一方で「自分にぴったりのメガネ」を選ぶ、誰にでもできるコツが存在することもわかった。大きなポイントの一つは、**「視力」でレンズの度数を選ばない**こと、だ。

なお、以下で「メガネ」と記述する際は、一部の特殊なケースを除き、「コンタクトレンズ」と読み換えて構わないという前提で読んでいただければと思う。

子どもも「眼精疲労」に陥る

近視はともかく、こと眼精疲労に関しては「大人の話でしょ?」と思われるだろうか。じつは、いまや子どもの眼精疲労は大きな社会問題になっている。

まず日本眼科医会の「子どものＩＴ眼症」という項目を見てみよう。ＩＴ眼症とは、デジタルデバイスを多用することによって生じる目および全身の症状のことで、眼精疲労と言い換えてもよい。*2

「画面を一生懸命見ていると、1分以上まったく瞬《まばた》きをしないことがあります。特に子どもでは角膜を覆っている涙の膜がしっかりしていないため、2〜3分間は瞬きしないでも平気です。しかし、長時間画面に向かっているとやはり目が充血してきて、乾燥による角膜障害が起きています。

また長時間、同じ姿勢、同じ距離で画面を見ることによって首の緊張や眼筋の緊張が生じて、身体的緊張にまでつながります。これが長期間続くと、さらに自律神経の失調まで引き起こすことがあります」

　要するに、子どももデジタルデバイスを長時間使用すると眼精疲労に陥る、ということが書いてある。要注意なのは、子ども自身がそれに気づきにくいという点だ。

　子どものデジタルデバイスの使用時間は、多くの子どもについて、過去に比べて増加している。これは、序章で述べたデジタルデバイス普及率の推移からも推測できるだろう。

　さらに心配なのが、新型コロナウイルスによる影響だ。ここで言う影響とは、感染自体によるものではなく、感染予防のための外出自粛などの生活の変化が子どもの目に及ぼす影響のことだ。

　国立成育医療研究センターが子ども2591人に、2020年4月末〜5月に行ったインターネット調査によれば、「最近1週間、1日のうち、どのくらいテレビやスマホ、ゲームなどを見ていましたか？（勉強はいれません）」という質問に2時間以上と回答したのは、

・小学1〜3年生　600人中　58パーセント
・小学4〜6年生　1086人中　56パーセント

・中学生　　　　　　432人中 74パーセント
・高校生　　　　　　230人中 82パーセント

と、すべての年齢層で半数を超えていた。またこのうち、小学生で「8時間以上」と答えた子どもも5パーセントいた。[*3] 子どもたちの間でも眼精疲労が広がっていることが容易に推測される。

そこで大きな味方となるのがメガネ・コンタクトレンズだ。そして眼精疲労だけでなく、適切な矯正は子どもの近視のリスクを低減させることにもつながる。

逆に言えば、メガネ・コンタクトレンズを適切に選ばなければ、味方どころか、目に悪影響をもたらす可能性があるということだ。

「合わないメガネ」のチェックリスト

いまのは子どもに関する話だが、大人も同様である。まずは以下の項目に該当するかどうかを、チェックしてみていただきたい。

□スマホ、新聞、本などを離して読むようになった。
□夕方になると色々なものが見えにくいと感じる。
□文字を読む作業や、手元の作業に集中できない。
□目の奥が痛む。
□肩こりや頭痛が前よりもひどくなった。
□以前より大きな文字を書くようになった。

現在メガネをかけていて、これらの項目に該当するなら、それはもしかしたら「自分に合わないメガネ」によって、目がSOSのサインを出している証拠かもしれない。加えて、こうした症状を家での仕事中に感じることが多い方はリモートワークの増加の影響が考えられる。

だからこそ、もし「自分にぴったりのメガネ」を手に入れることができれば、これらの症状は劇的に改善する可能性がある。実際、原因が「メガネのせいだ」とは気づかず、過

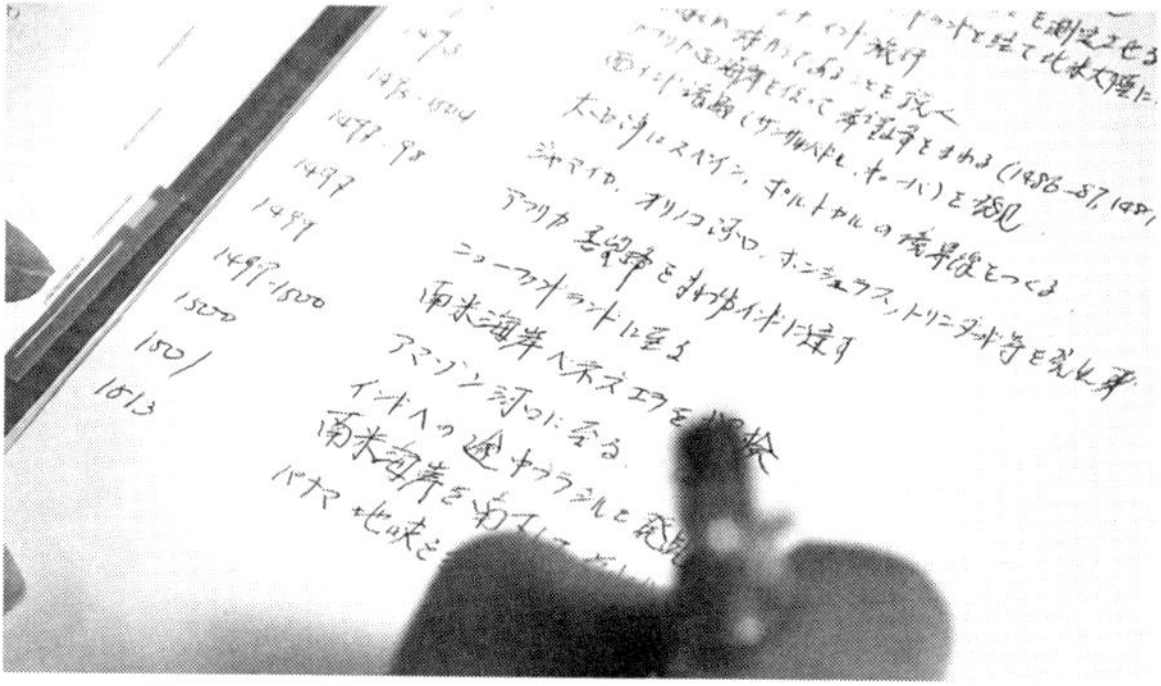

メガネをかけた時に書く文字の大きさ

長時間、細かい文字を筆写してもらったところ、徐々に文字が大きくなっていった。

酷な人生を歩んでいる人が、じつはたくさん存在しているのだ。

ちなみに、最後の項目「大きな文字を書くようになった」は少し不思議な項目のように感じられるかもしれない。しかし、「自分に合わないメガネ」をかけた患者に、本からノートへと小さな文字を長時間書き写してもらう実験を行うと、実際、後半になるにつれて徐々に文字が大きくなった（写真）。

小さな文字を見るには、目を近づける必要があるが、大きな文字であれば、目を離しても読むことができる。目からのSOSによって、無意識のうちに文字が大きくなるのだろう。自分で最近書いたノートやメモが手元にあれば、一度点検してもいいかもしれない。

「メガネで人生が変わる」は誇張ではない

私がテレビディレクターとして、初めて「ガッテン!」(かつての「ためしてガッテン」)を担当した際のテーマは「メガネ」だった。その時、眼科専門医を中心に何人かの専門家に取材をしたのだが、全員から必ず耳にしたのが次のような言葉だった。

「メガネのことなら、梶田さんに話を聞いてみたほうがいいよ」

日本眼光学学会理事を務めた梶田雅義さんは、これまで4万人以上の目を診察してきた、目とメガネ(コンタクトレンズ)のエキスパートだ。そんな梶田さんが最初の取材で話してくれた内容が印象に残っている。

「メガネで、本当に人生が変わる方がいらっしゃるんです。新しいメガネを試してもらうと、患者さんが『あっ!』と驚くんですよ。それが楽しくてやっているようなものです」

「メガネで人生が変わる」とは、どういうことか。都内の梶田さんの診療所で改めて取材をさせてもらうことにした。最初に驚かされたのは、本当に多種多様な目の悩みを持った患者が、全国からやってきていることだ。一例を見ていただこう。

「痛い、とかではなく、すごい違和感があるんです。『重い』が一番近いんですけど、（正確には）重いとも違うんですよね。目が開かないというか……」（30代女性）

「目がぎゅっと握りつぶされるような（感覚があります）。頭痛もひどいです。眠ってもとれません」（40代男性）

聞いているだけでつらくなるような相談もある。

「目の状態が本当にひどくて目が開けられない。毎日、めまいとか偏頭痛とか耳鳴りがします。年末くらいから症状がどんどん悪化して、ひどい時は1日寝込んで立ち上がれないような状態です。仕事も休職しないといけないほどになってしまって……」（40代女性）

最後の女性はパソコンを使った事務の仕事をしていた。だが、新型コロナウイルスの感染拡大が始まった頃から、目の不調がみるみる悪化し、仕事を休職するまでに追い込まれてしまったのだという。また、撮影は遠慮してほしいと言われたものの、話だけならと、ある20代の女性は次のような話をしてくれた。

「専門学校を卒業して、映像を制作する会社に就職しました。画面が見えづらくなったのでメガネをかけ始めました。最初の頃は視力も1・5と快調でよく見えていたのですが、段々頭痛や吐き気がひどくなってきて……。色々な病院を回って、脳のMRIをとっても『異常なし』と言われてしまい、仕事もやめて引きこもり状態に。もう死にたいと何度も思いました」

しかし、その話の最後に聞いたのは意外な言葉だった。

「それがいまでは、自分にぴったりのメガネをかけることで気持ちも前向きになり、再就職の面接まで受けられるようになりました。信じられません」

じつはこの女性は、梶田さんの診療所を受診した結果、「メガネがおかしい」と指摘されたのだそうだ。メガネの合う/合わないが、「人生を変える」と話していた梶田さん。その言葉は、決して誇張ではなかったのだ。

7割以上の人が過矯正

梶田さんは「来院される方で、**合わないメガネをかけている方は、全体の8割から9割に及びます**」と言う。梶田さんの診療所には目の不調を訴える患者が多いので、一般の割合より高くなっているのかもしれないが、それでも驚くべき数字だ。

梶田さんが特に気をつける必要があると話すのは、度数の強すぎるメガネ＝「過矯正」のメガネだ。じつは過矯正が引き起こすのは、眼精疲労だけではない。過矯正のメガネが、近視を進行させるリスクを増大させてしまうことも明らかになってきているのだ。

度数的に「ちょうどよくつくるか」「やや弱めにつくるか」という問いに対しては、いまだに議論が続いているものの、「過矯正は避けるべき」との結論はすでに出ている。とりわけ眼精疲労を引き起こすという観点からは、過矯正は避けるべきとされている。

しかし、梶田さんを訪れるメガネが合っていない人のうち、およそ7割以上が、過矯正だという。なぜ多くの人は目に「よくない」とわかっている過矯正のメガネを選んでしまうのだろうか。

「リモートワーク」拡大の影響

梶田さんの診療所を訪れた患者の一人、庄司武史さんは、都内の大学で社会学を教えている。新型コロナウイルスの感染拡大以降、在宅でのリモートワークが急増。これまでも感じていた眼精疲労が、急速に悪化していた。

庄司さんは、授業や会議、研究会のほぼすべてをリモートで行っていた(写真)。また、資料などもウェブ上で閲覧するため、パソコンの画面をずっと見続けていなくてはならない。これまでと比べ、パソコンを使った作業が、じつに4~5時間も増えたという。

「こめかみと、目と目の間を、常にほぐしていないとつらいです。これがひどくなると頭痛になる。そうなると仕事になりません」

頭痛の頻度は増え、一晩寝れば治まっていたものが、翌朝まで引きずるようなった。庄司さんは、症状が悪化してから、梶田さんの診察を受けることにした。そしてメガネを新調したところ、症状が格段によくなったと話す。

「いやあ、楽ですね。メガネのよし悪しって改めて考えると、非常に大事なんですよね。

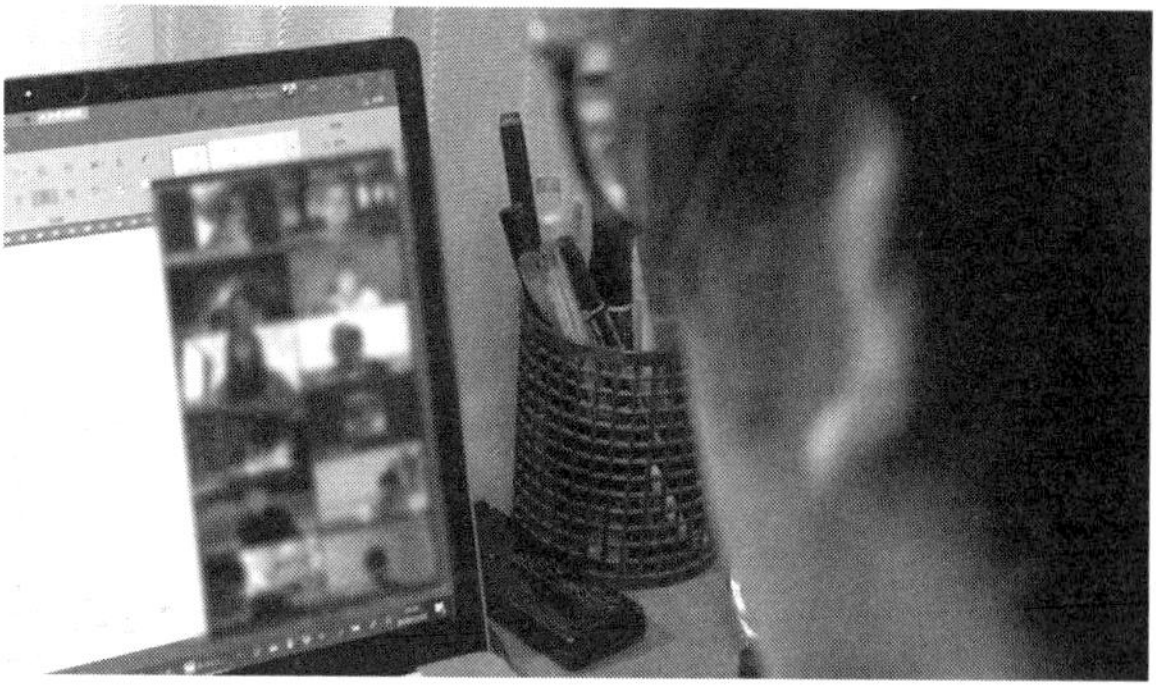

新型コロナの影響で、モニター画面を見る時間が増えている人は多い

それなのに、おざなりな気持ちでメガネをつくっていたりが間違いだったと気づきました」

庄司さんはこれまで、眼精疲労による様々な症状に悩まされてきた。それが梶田さんの診療所で検査したところ、度数が強すぎてメガネが合っていなかったとわかった。だが、度数をただ弱めただけで、これほどの変化がはたして生じるものなのだろうか。

過矯正のメガネで目に起こること

いまの疑問に対する答えを述べる前に、「過矯正のレンズをかけた時、目の中で何が起こるのか」を整理しておきたい。

私たちは、眼球を使って様々なモノを見ている。眼球に入った光が、レンズの働きを持つ角膜・水晶体で曲げられ、スクリーンの働きを担う網膜上で焦点が合う。それによってモノを正確に見ることができている。

しかし、眼球の奥行き＝眼軸長が伸びてしまっている人は、網膜上で焦点が合わなくなる。これが近視の人が遠くのモノをハッキリと見ることができない理由だ。

これを助けてくれるのが、メガネのレンズだ。「レンズ」と聞くと、光を「集め」て落ち葉などに火をつける、虫眼鏡のようなレンズ（凸レンズ）をイメージする人が多いかもしれない。だが、近視用のメガネの場合、光を「広げる」レンズ（凹レンズ）が使われるため、レンズ単体ではどこまでいっても焦点が合わない。眼球の前でいったん光を「広げ」て、光を「集める」役割を担う角膜や水晶体との「共同作業」によって、網膜上で焦点が合うようになる。

いったん、広げている分、光の焦点は後ろにずれ、伸びた眼軸を持つ近視の人であっても、焦点が網膜の上で合わせられるというわけだ（そういえば、マンガ『ドラえもん』の中で、のび太が恐竜に捕まって、自分のメガネで光を「集め」て恐竜の前足を焼き、うまく難を逃がれる……というシーンがあった。もしかすると、のび太は遠視だったのかも？）。

この時、度数の強すぎる近視レンズをかけると、何が起こるのか。度数が強くなるほど、光を「広げる」働きが強くなるため、焦点が合うまでに距離が必要になる。結果、網膜の手前にあった焦点は、目のさらに奥側（後頭部の方向）に、ずれてしまう。そこで、目は水晶体を膨らませ、光を「集める」機能を強化して短い距離で焦点が結ばれるようにする。こうして網膜上に焦点を移動させることで、ようやくモノがハッキリ見える。

しかし、ここで2つの問題が生じてしまう。それは、

・水晶体を膨らませ続けることで、**眼精疲労**が起きる。
・焦点が完全には合わず、像がボケることで**近視の進行リスク**が高まる。

というものだ。

まず眼精疲労に関して注目したいのは、「毛様体筋《もうようたいきん》」だ。毛様体筋は、水晶体の周りにある筋肉で、緊張することで水晶体を膨らませて厚くしたり（光を集める機能を強め、焦点を手前側へ）、緩めることで薄くしたり（光を集める機能を弱め、焦点を奥へ）する。

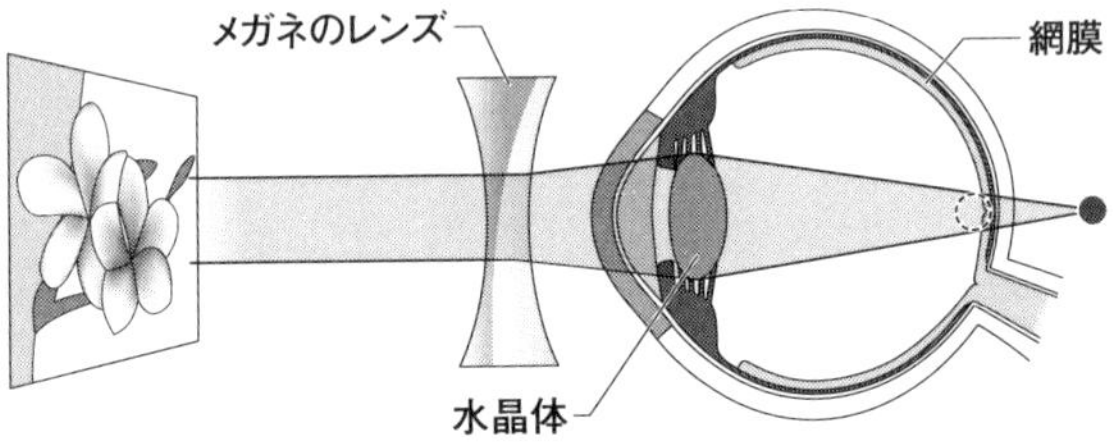

度数の強すぎる近視用レンズを使った場合

焦点は網膜の奥に「行き過ぎて」しまい、眼精疲労の原因となる。

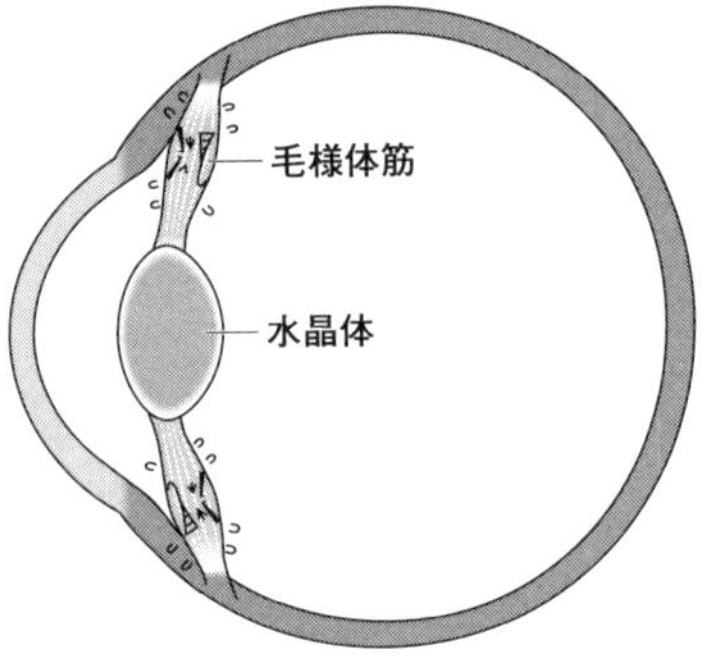

「毛様体筋」への負荷

毛様体筋は、水晶体の調節機能を担う筋肉。ずっと近くを見て水晶体を厚くする時間が続くと疲労してしまう。結果、目の痛みや熱さを感じるだけでなく、頭痛・肩こりや、めまいなど影響が全身に及ぶことも。

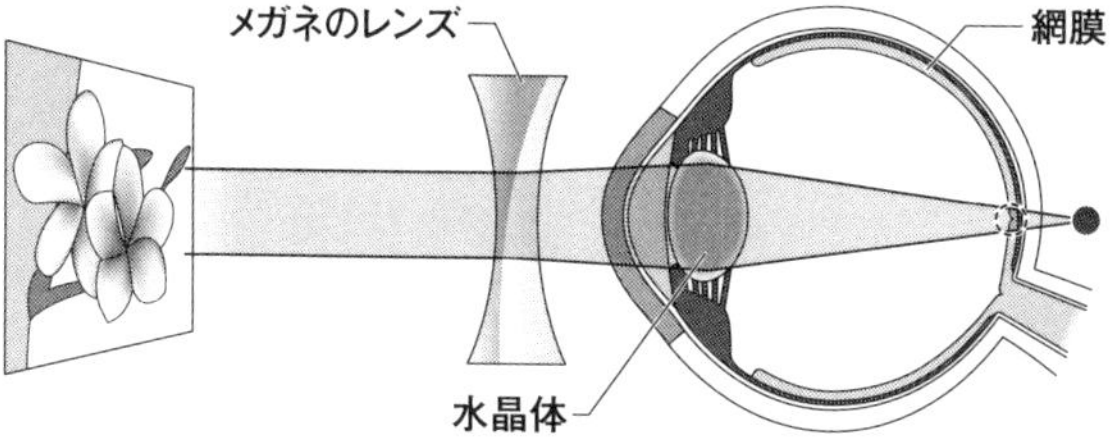

度数の強すぎるメガネで近くを見た場合

焦点は網膜の奥に行きすぎてしまう。毛様体筋は、水晶体で焦点の位置を調節しようとするが、ずれてしまう。このズレは度数が強いほど、大きくなる。

過矯正のメガネをかけると、見ているモノの焦点が網膜の奥に行きすぎてしまうため、常に毛様体筋は緊張し続け、焦点を手前にずらして網膜の上に合わせようとする。すると毛様体筋に疲労が蓄積してしまい、「目が熱い・痛い」「ピントが合いづらい」などの症状が出てくる。さらに、毛様体筋が緊張する時には、副交感神経が働くことがわかっている。それによって緩める際に働く交感神経とのバランスが崩れると、頭痛や肩こり、めまいなどの全身症状が出てしまうと考えられている。

また、毛様体筋が焦点を網膜上に合わせようとしても、正確にぴったりとは合わせられず、わずかにずれてしまうことが知られている。第1章で触れた「調節ラグ」と呼ばれる現象だ。このズレはわずかなため、脳では「像のボケ」を認識できない。だが、網膜上には、そのボ

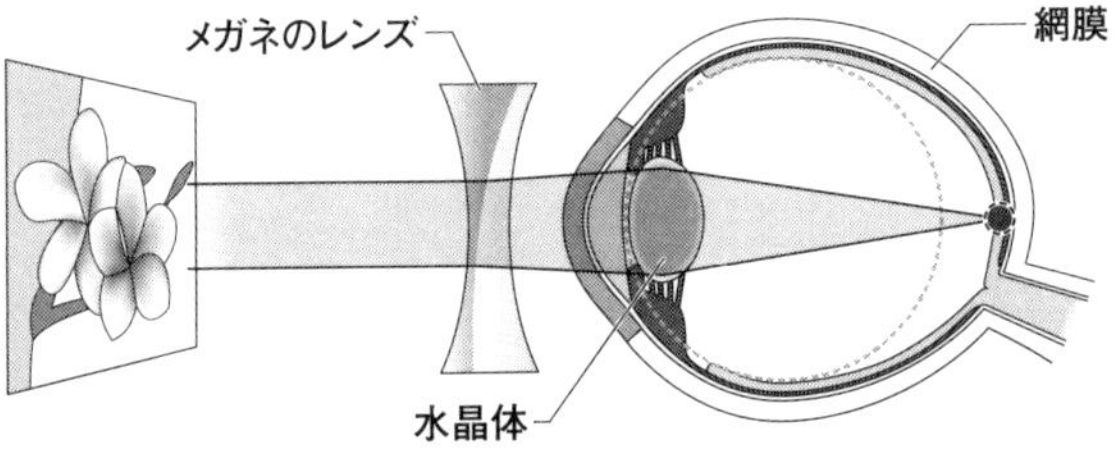

度数の強すぎるメガネによって眼軸長が伸びるリスクが上がってしまう

ケを敏感に感じ取る働きを持つ細胞が存在する（「アマクリン細胞」という）。

この細胞は「像がボケている」と感じると、こんな勘違いをしてしまうのだ。「眼軸は成長とともに伸びて、適正になるはずだ。でも、いまは像がボケている。ということは、伸びが足りていないんだな！」。そして眼軸をさらに伸ばすことで焦点を合わせようとして、近視が進行してしまうのだ。

これに対して、メガネの度数を上げてしまえば、悪循環でどんどん眼軸長が伸びてしまう。近視の人の味方であるはずのメガネが、近視を進めるという悪循環に陥ってしまうのである。

「老眼」「遠視」でも目の筋肉に負担がかかる

では、近視だけが毛様体筋に負担をかけるかというと、そんなことはない。

例えば老眼では、水晶体が硬くなり、焦点を網膜上に合わせるピント調節が難しくなる。つまり、普段のピント調節でも、水晶体が柔らかい若い人に比べて、毛様体筋が頑張らないと調節ができないのだ（調節を諦めた「完全な老眼」になれば、負担を感じない人もいるらしい）。

硬くなった水晶体では、厚くすることで焦点を網膜の手前にずらす機能が期待できないため、光を「集める」働きを持つ度数プラスのレンズ（凸レンズ、いわゆる老眼鏡）を使用することで、モノをハッキリ見ることができるようになる。

さらに、「常に毛様体筋に負担がかかっている目」が、遠視だ。遠視の多くが、近視とは逆に、眼軸長が短いことで起こる。普段から見ているモノの焦点が網膜の奥にある状態、つまりレンズをかけていないのに「過矯正」と同じ状態になっているとも言える。この状態は、遠くから近くまで、何を見るにしても、常に水晶体を膨らませて焦点を網膜上に調節しなくてはならないため、毛様体筋の負担が非常に大きくなる。

ただ、遠くはよく見える場合が多いため、健康診断などでは視力1・0以上＝「問題なし」とされがちだ。そのため、近視以上に見過ごされてしまうことが多い。日本眼科医会の調査によれば、「視力不良」と診断された小学生の12・6パーセントが遠視だった。「視力は良好だがじつは遠視」という生徒を含めれば、さらに多くの生徒が遠視である可能性が高い。*4

遠視のリスクとしては、眼精疲労のほかに、細かい文字を読むことが苦痛になって漢字の書き取りがうまくできなかったり（真ん中の一画が抜けてしまったりする）、集中力の低下によって計算などの成績が低下したりする可能性も指摘されている。

これに対しては、老眼と同じく、光を集める度数プラスのレンズ（凸レンズ）をかけることで、負担を減らすことが可能だ。眼精疲労を感じる大人はもちろん、もし周りに「もしかして」と思われる子どもがいたら、眼科の受診をおすすめしたい。

メガネは処方箋をもらってつくるべき

梶田さんの診療所で、患者は問診票の記入や簡単な検査などの後、問診・診察を受ける。

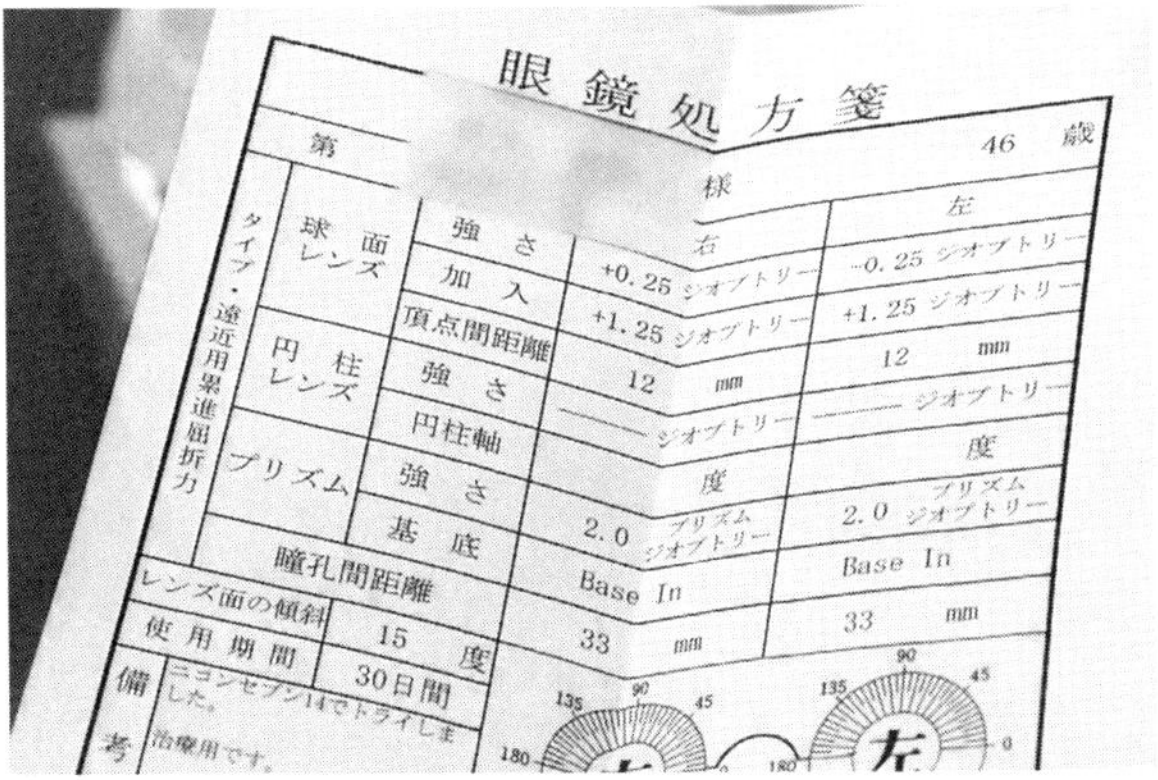

メガネの処方箋

レンズの度数（球面）、累進屈折力（円柱）、斜視用の度数（プリズム）など、メガネをつくるために必要な様々な情報が記載されている。

その結果をもとに、梶田さんが選んだ「テストレンズ」で仮のメガネを作製。仮のメガネはレンズが取り替え可能になっており、フレームに合いそうな度数のレンズを試すことができる。その実感をもとに、メガネの処方箋（写真）を作成するのだ。その後、患者は処方箋をメガネ販売店に持っていき、新しいメガネを購入するという流れになる。

番組で撮影しようと狙ったのは、その「テストレンズ」を初めてかけた瞬間だった。

「あ、すごく楽ですね。かけた瞬間にわかります。もう別世界です」（40代男性）

「先生がピカピカ光っております。はは

は！　すっきりと見えています」（50代女性）
「かけていて、疲れない。肩こりも頭痛もない」（40代女性）
「（外している時よりも）かけていたほうが楽ですね」（10代男性）

「本当か?!」と思ってしまうような「よい」反応ばかりだ。こうしたインタビューを整理していくと、ある共通点があることに気がついた。そのポイントは患者が口をそろえて「楽」またはそれに類する表現を使っていることだ。

「遠くがよく見える」から「楽に見える」へ

梶田さんがテストレンズを選ぶ際に参考にしているデータがある。メーカーと共同で開発した「調節機能解析装置」という測定機器（写真）の結果だ。

実際に装置を覗いてみると、果てしなく道が続き、空に気球が浮かんでいる「眼科やメガネ店でおなじみ」の映像が映っている。だが、見えているものは同じでも、この装置はある「特殊な検査」を行っている。というのも、この装置では「目にかかる負担」を測定

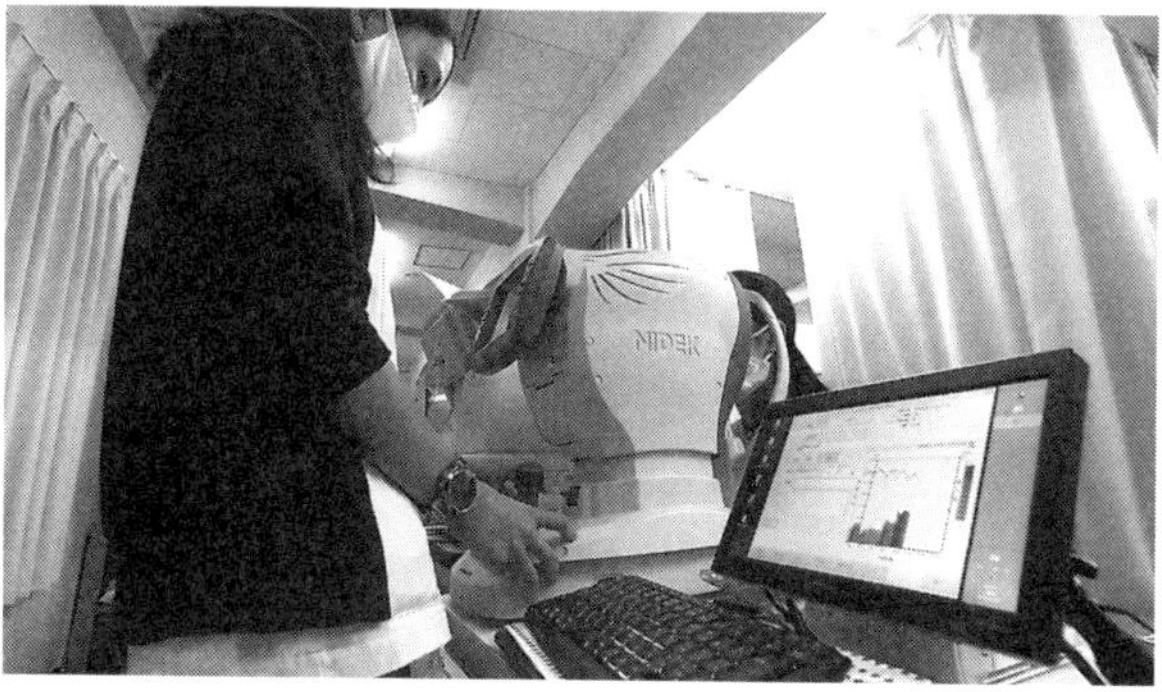

調節機能解析装置

できるのだ。

具体的には、モノを見る距離を33センチから最も遠い5メートル以上までの7段階に分け、それぞれの距離から見た時に、「焦点の位置を合わせるため、毛様体筋にどれくらいの負担がかかっているか」を数値化できる。

メガネが合っている患者の場合、測定結果のグラフは、負担が大きくないことを示す、薄い色で占められている。一方、別の患者の場合は、1メートルよりも近い距離の多くが、濃い色で示されている。この患者は、メガネが合わないことが原因で毛様体筋に負担がかかっていた。

じつは、この装置が実際に計測しているのは、毛様体筋の「震え」だ。毛様体筋は、水晶体の厚みを調節

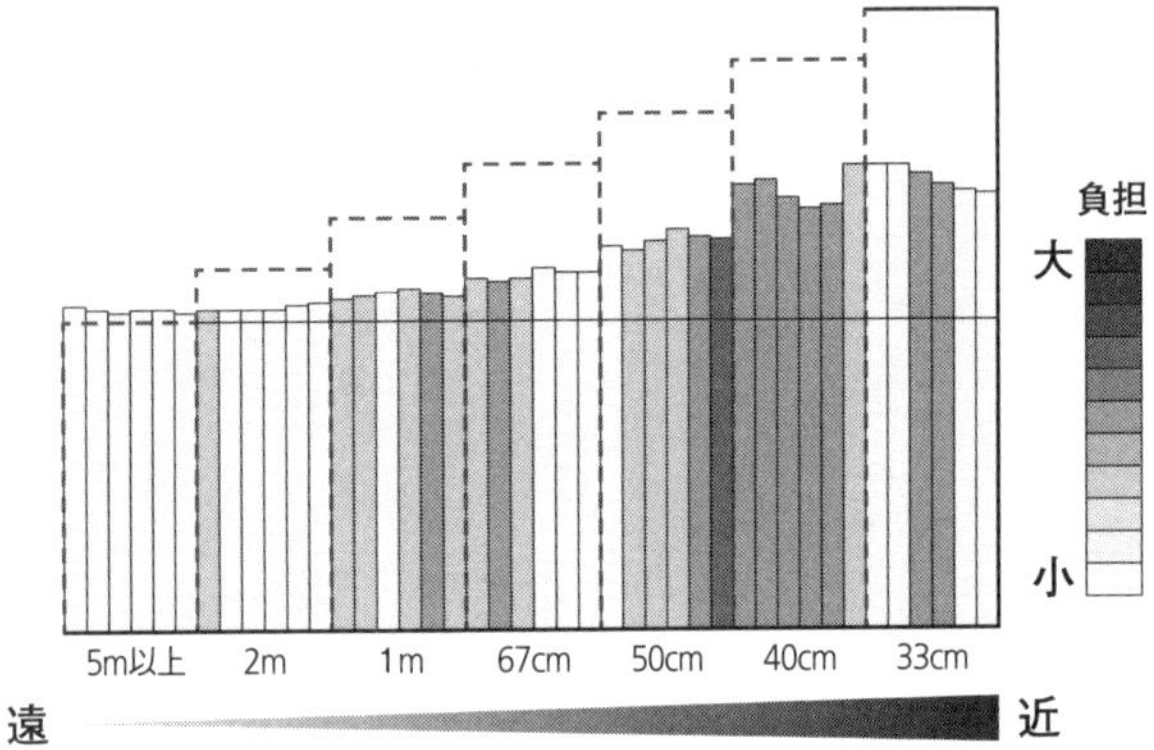

適切なメガネをかけている人の検査結果

右へ行くほど近くを、左へ行くほど遠くの距離を見ていることを表す。グラフの色を見ると、大きな負担を表す濃い色はなく、薄い色のグラフになっている。

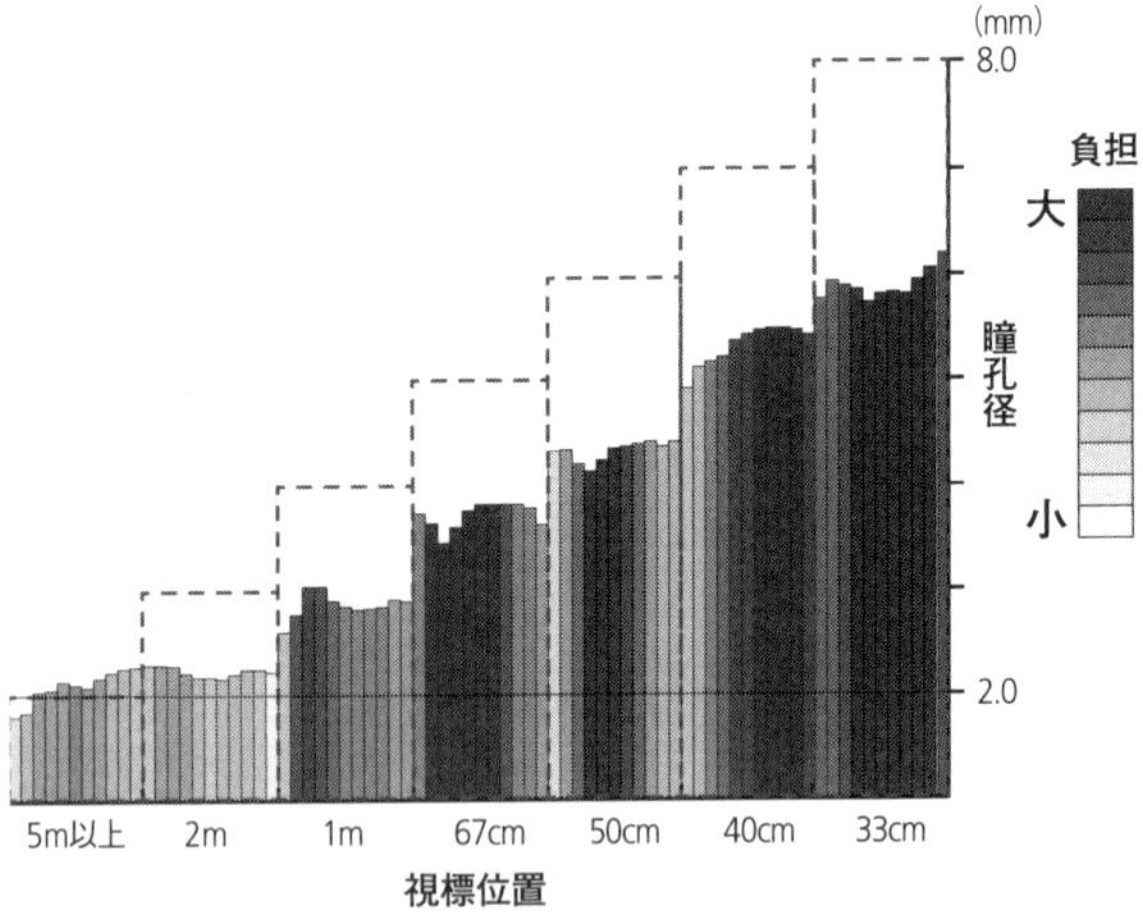

過矯正のメガネをかけている人の検査結果

全体に濃い色が多く、特に近い距離を見る時に色が濃くなっており、ピント調節の負担が大きくなっていることがわかる。

するために力が入り続けることで、微弱な震えを起こす。この震えが1秒間に何回起きるかを正確に測定し、負担に換算・可視化する装置が、この「調節機能解析装置」なのだ。目の検査装置の多くが「見えるかどうか」を検査するのに比べ、この装置が検査するのは「負担」だ。しかも、どんな距離を見る時に負担がかかるかを測定できるのがポイントと言える。

この装置を使えば、メガネが合っているかどうか、あるいは、どの距離を見る時に負担がかかっているかを、読み取ることができる。ちなみに、測定はメガネを外して行う。不思議に思われるかもしれないが、メガネをずっとかけていると、その負担は「目に刻み込まれている」らしく、裸眼で測定してもわかるのだそうだ。

さて、この検査の結果に加え、梶田さんがテストレンズ選びの最も大切な判断基準としているのが、問診だ。患者の悩みを丁寧に聞き取りながら、次のような質問を繰り返していく。

「メガネをかけるのは、どんな時が多いですか?」

「仕事の内容は?　座ってする作業が多いですか?」

「よく見るのは、パソコンですか？　スマホですか？」

一見、これらの質問はメガネの度数と関係ないようにも思える。なぜなら、視力や屈折度数といった「目の特性」がわかれば、メガネの度数は自《おの》ずと決まってしまうと考えられるからだ。

しかし、その考え方こそが、超近視時代に過矯正が増えている理由なのだ。梶田さんが知りたいのは、目と、メガネをかけている時に見ているモノとの距離だ。その距離でモノを見る時に「楽になる度数」を選んで、テストレンズや処方箋を作成していくのだという。

つまり、「自分にぴったりのメガネ選び」のポイントは、「遠くがよく見える」ことではなく、「見る時間が多い距離を基準として、モノを楽に見ることができる」メガネをつくることなのだ。

「調節安静位」とは何か

では、「モノを楽に見ることができるメガネ」とは、具体的にどんな度数のレンズでつくったメガネなのだろうか。結論を言うと、私たちの目の「楽に見える距離」を前後にずらすことで、「よく見る距離」=「楽に見える距離にした度数」のメガネということになる。

少し複雑なので、簡単にまとめてみよう。先ほどから登場している毛様体筋は、本当に働き者だ。私たちが視線を動かし、様々な距離からモノを見た瞬間に、意識することなく焦点を合わせてくれる。逆に言えば、「よし、あそこに焦点を合わせるぞ!」とマニュアルフォーカスで、モノを見る人はいない(そのため、毛様体筋は「不随意筋《ふずいいきん》(自分の意志では動かせない筋肉)」であり、一般的にトレーニングなどで鍛えることはできないとされている)。

しかし、そんな毛様体筋にも、モノを見ても負荷がかからない瞬間が存在する。それは水晶体の厚みを変えなくとも、ちょうど網膜上でピントが合う距離でモノを見ている時だ。この距離を「調節安静位」と呼ぶ。

この調節安静位を調べる方法はあるのだろうか。梶田さん監修のもとで、撮影スタジオにセットを組み、30名の参加者を募って実験した。用意したのは、ゴロゴロと移動させられるキャスター付きのボード。ボードには小さな、視力検査でおなじみの「C」のようなマークが書かれている(このCには「ランドルト環」という名前が付いている。考案者であるフランスの眼科医・ランドルトにちなんで名付けられ、1909年に国際的な標準視標として採用された）。

そして、視力が同程度の被験者に横一列で並んでもらい、明るい状態で、ボードがどの位置にくると「C」の切れ目が見えるかを聞いた（写真）。要するに、Cの大きさを変えるのではなく、Cの位置を変えるという方法で視力検査を行ったのだ。すると、大体が同じ距離のところで見えると答えた。視力が同程度＝遠いものを見る能力が同じなのだから、当然の結果だ。

さて、ここからが本番である。まず、スタジオ内の電気をすべて消灯。外からの光も厳重に遮断し、「質の高い暗闇」をつくり出した。一方、被験者には、先ほどと同じように「C」の切れ目を見てもらい、どの距離で見えたかを記録していく（写真）。しかし、真っ暗では見えるはずもない。そこで一瞬だけストロボ光を当て、判断をしてもらった。

この一瞬だけ、というのがポイントだ。真っ暗な中で何も見えない状態の時、毛様体筋は焦点を合わせる必要がないため、いわば「サボっている」状態だ。そこに一瞬だけ光を当てた「C」を見せると、毛様体筋は慌てて焦点を合わせようとする。だが、間に合わないくらいの短い時間しか光らない。すると、被験者に切れ目の方向がわかるのは、「毛様体

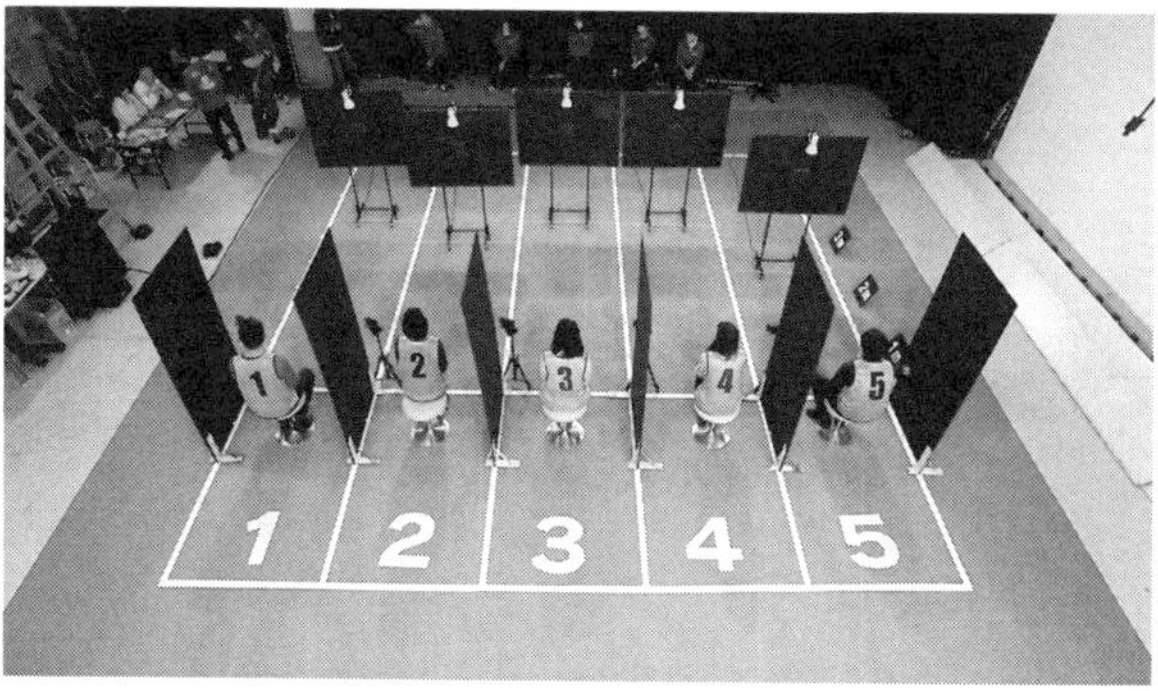

調節安静位を計測するための実験（明るい）

これは明るい時にCの切れ目が見えた位置を表している。同程度の視力の被験者のため、みな、似たような距離に黒いボードが並んでいる。

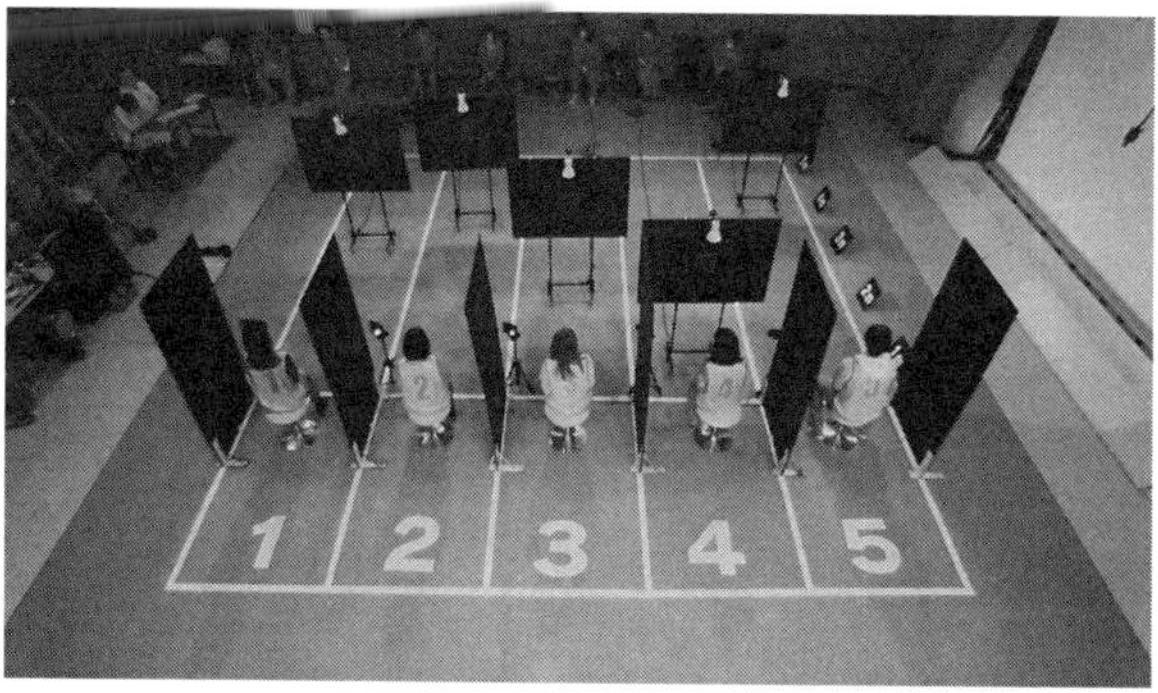

調節安静位を計測するための実験（暗い）

暗視スコープで撮影。光が一切入らない状態でCの切れ目が見える距離を表したもの。5レーンの人は遠く、4レーンの人は非常に近いというように、視力が同程度の人であっても調節安静位はバラバラであることがわかった。

筋が働かなくてもピントが合っている距離」に「C」が来た時だけになる。つまり、この距離こそが、その人の「調節安静位」というわけなのだ。

結果を見ると、視力が同程度でも、調節安静位はバラバラだった。梶田さん曰《いわ》く、この位置は、眼球の奥行き＝眼軸長はもちろん、角膜のカーブの緩急や、調節されていない時の水晶体の厚みなど、様々な要因で決まるとのこと。普段は意識しないものだが、視力とはまったく別の「目の特性」と言えるだろう。

つまり、この調節安静位を、メガネのレンズの度数を変えることで普段の生活の中で見る機会の多い距離に近づけていけば、「楽に見えるメガネ」ができあがるというわけだ。

じつは梶田さんが検査に使う「調節機能解析装置」は、この「調節安静位」を読み取るための検査装置でもある。データから直接わかるわけではないが、問診や、現在かけているメガネの度数などを踏まえ、この距離を分析するのだ。

様々なレンズの機能①――累進屈折力レンズ

「楽に見えるメガネ」をつくるためには度数だけでなく、様々な「機能」も大きな味方になる。実際、梶田さんは度数と併せて必要な機能を検討し、処方箋を作成する。そこでどんな機能があるのか、一部を紹介したい。

①累進屈折力レンズ（境目のない、遠近両用レンズ）

かつて、遠近両用レンズと言えば、大きなレンズの中に小窓のように別の度数のレンズがついていたり、下半分が仕切られていて度数が変わっていたりと、外から見て「いかにも」というレンズが主流だった。

しかし、いまや境目がなく、場所によって徐々に度数が変化する「累進屈折力レンズ」が主流になってきた。近視用であれば、一般的には度数がレンズの上に行くほど強く（遠くがよく見える）、下に行くほど弱く（近くが楽に見える）なっている。

これは、遠くを見る時（例えば、駅のホームで電光掲示板を見る時）は視線が上に、近くを見る時（例えば、手元の資料を読む時など）は視線が下に行くことが多いからだ。かつては、歪みの範囲や歪み方が大きいなどの理由から、慣れることができない人が多かったと聞くが、レンズの加工技術が大幅に改善され、使用する人も増加している。

度数をどの程度の幅で変化させるかは、メガネをかけてどんな距離のモノを見るかによって変わるが、例えば、以下のような3タイプが挙げられる。

・近々用：あまり遠くは見えないが、手元や、画面など近い距離が非常に楽に見える（例：スマートフォンやパソコンの画面、書類などのデスクワーク用）。

・中近用：手元から部屋の中のすべての距離のモノが見える。近々用より遠くも見える（例：家事が中心の生活や、デスクワークとミーティングの兼用など）。

・遠近用：若干、視線の位置を変えるコツが必要だが、手元から遠くまで見える（例：運転からデスクワーク、家事まで幅広くメガネをかけっぱなしにする）。

先ほどの大学教員の庄司さんは、メガネを変えた後の「楽さ」に笑いが止まらないと言っていたのだが、じつはこの遠近用メガネを処方されていた。私も取材後にこの遠近用レンズを使うようになってからは、常にこれ一つだけで生活している。その結果、眼精疲労が大幅に改善したことを思うと、これまで一つの度数で様々な距離のモノを見ようとしていたこと自体に、無理があったのかもしれない。

さらにこの累進屈折力レンズは、近視が進行する子どもに使用することで、進行リスクが抑えられるという研究もある。かつては「遠近両用」と聞くと、年配者が使うイメージ

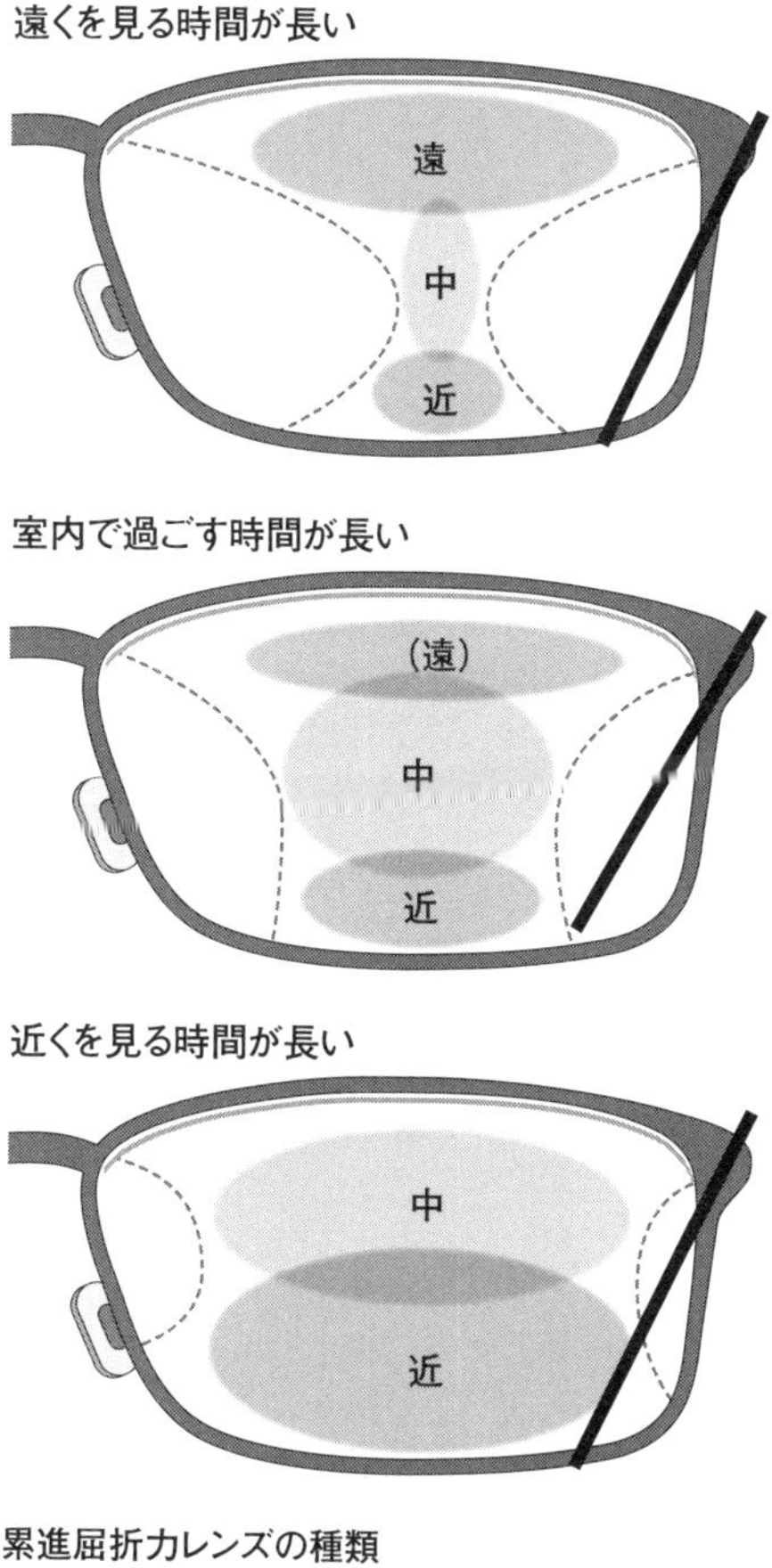

累進屈折力レンズの種類

遠近(上段)・中近(中段)・近々用(下段)など、用途によって様々な種類がある。

を持つ人が多かったが、いまでは子どもを含む若い人にも広く推奨されるようになっているのだ。

②コンタクトレンズの累進屈折力レンズ

累進屈折力レンズの話をすると、「私は普段コンタクトなので……」と残念そうな顔をする人が多い。だがじつは、コンタクトレンズにも累進屈折力レンズ（多焦点コンタクトレンズ）が登場している。

近視用で一般的なのは、レンズの度数が中心から外側に向かって弱くなっていくタイプだ。メガネと同じで境目がなく、徐々に度数を変化させられて、ソフト・ハードどちらのタイプも提供されている。

ハードレンズでは近くを見る際には、顔を動かさずに視線を少し下に移動させると、レンズがわずかに上側にずれ、周辺部にある弱い度数で楽にものが見られる仕組みになっている（交代視タイプという）。またソフトレンズでは視線を動かさなくても、そのままで遠くにも近くにもピントが合う仕組みになっている（同時視タイプという）。

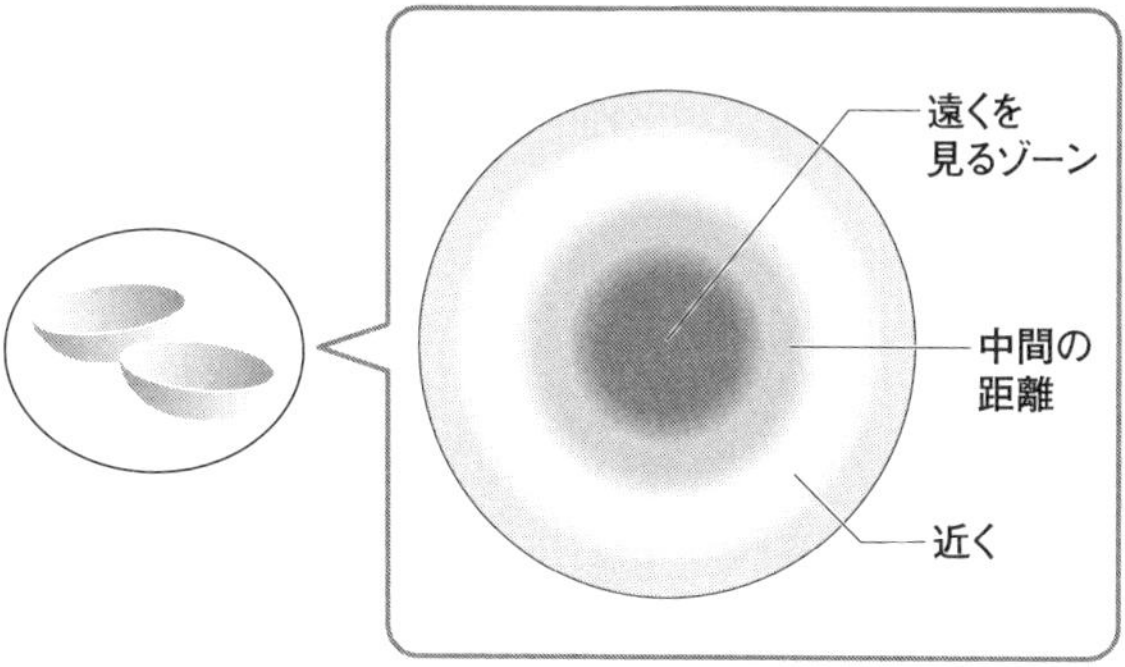

多焦点コンタクトレンズの仕組み

中央が遠くを見るため度数が強く、端が近くを見るため度数が弱くなっている。累進屈折力レンズと同様、境目はなくグラデーションで度数が変化する。

様々なレンズの機能②――プリズムレンズ

③プリズムレンズ

そもそも度数とは、おおざっぱに言えば、片目ずつの特性と生活環境によって決まる数字だ。しかし本来、私たちの目は両目でモノを見るように設計されている。そこで問題になるのが、「輻輳《ふくそう》」だ。

輻輳は「寄り集まって混み合う」というのが、もともとの意味だ。しかし、転じて眼科の世界では、「両目で見るために目を寄せること」を指す。この輻輳が問題になるのは、やはり近くを見続ける時だ。

試しに、どれでもいいので指を1本立てて、遠くから段々と両目の中心に近づけてみてほしい。あなたは、どの距離まで両目で見ていられるだろうか。10センチくらいまで近づけても、寄り目を維持しながら両目で見られる人は、輻輳の負担が少ないと考えてもよい。

だが、そこまで近づけると両目で見られなかったり、寄り目を維持するのが難しいという人は要注意だ。この場合は、毛様体筋ではなく、眼球を動かす筋肉である「外眼筋《がいがんきん》」に負担がかかっていて、眼精疲労が起こりやすい可能性がある。

そこで活躍するのが、「プリズムレンズ」だ。これは近くのモノを見る時に、目を寄り目にしなくても見えるように、光を屈折させるレンズだ（逆に、寄り目のまま遠くが見えるようにもできる）。

このレンズが重要になるのは、特に「斜視《しゃし》」の人だ。目の特性には、じつは「眼球の方向」という要因も存在する。つまり、外眼筋に力が入っていない状態で、眼球がどこを向いているか、ということだ。リラックスした状態で、眼球がまっすぐ前ではなく外を向く状態が「外斜視」、逆に内を向く状態が「内斜視」だ。

斜視かどうかを簡易にチェックする方法がある。身近な人に協力してもらい、人差し指

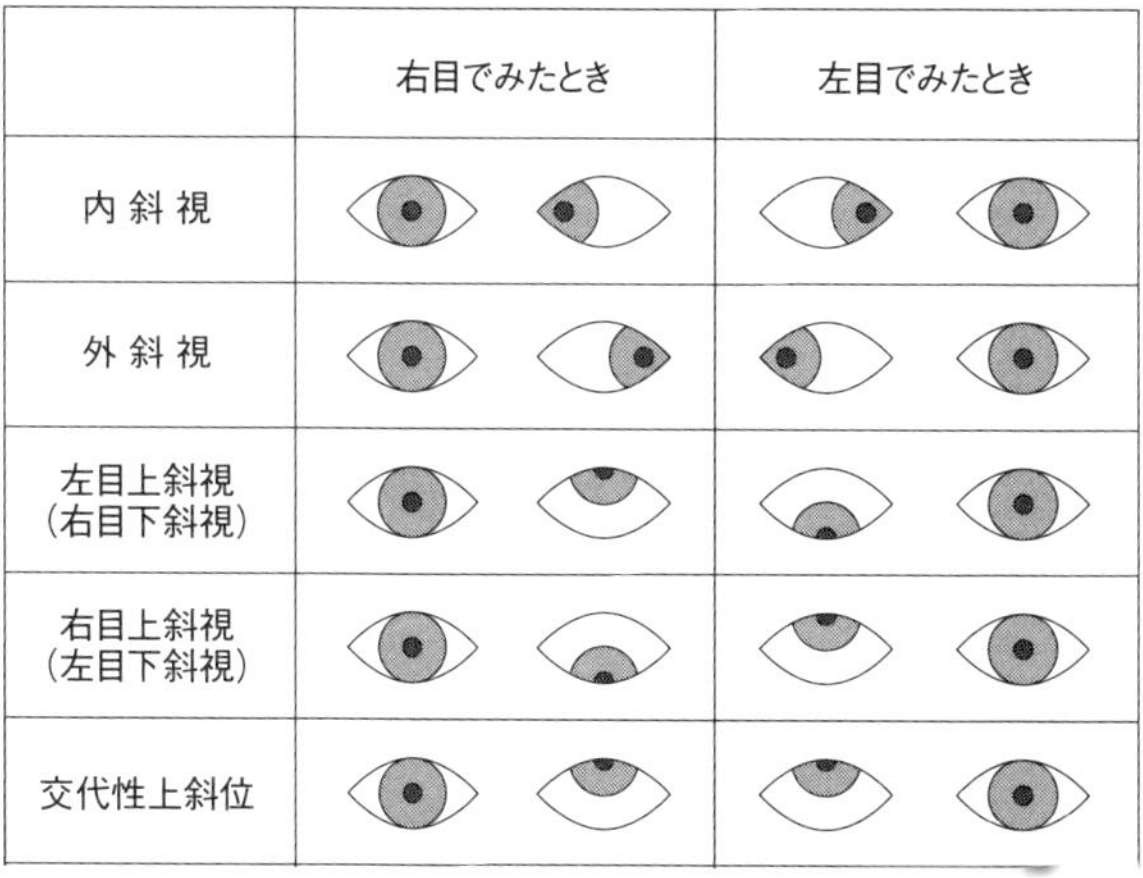

内斜視・外斜視などの例

参考：日本眼科医会HP

を目の前に立ててもらう。その指を両目でまっすぐ見ながら、どちらか片方の目を手の平で隠す。手の平をどけて、再び指を見る。この時、隠していた目がわずかに動くかどうかをチェックするのだ。

外側から内側に向けて動けば「外斜視」、逆に内側から外側に向けて動けば「内斜視」の可能性がある。両目ともに斜視の人もいれば、片目だけ斜視の人もいる。

短時間ならば、輻輳の状態がそれほど負担にならないことが多いが、長時間続くと目の周りが熱い・痛いといった症状や、めまいや頭痛が出ることがある。プリズムレンズを使えば、その負担を大幅に減らすことができる。

眼科専門医からのアドバイス

最後に、「人生が変わってしまう」ほどのメガネと出会うために、できることをまとめてみよう。

梶田さんの診療所にあった、毛様体筋の負担を測定する「調節機能解析装置」。メーカーに問い合わせてみると、現在、全国に500台ほどが出荷されているという。メガネをかけている人の数に比べれば、多いとは言えない。しかし、この装置を備えた病院がなかったとしても、できることはある。

梶田さんから伺ったポイントは、以下の4つだ。

①まず、眼科医に相談する。

目の疲れなどの症状がある人は、まずは眼科医に相談する。そして、どんな症状があるかを詳しく伝える。その際に「運転をすると疲れる」「近くのモノを見続けると疲れる」など、どんな時に症状を感じるのかを、特に具体的に伝えるとよい。

②処方箋を作成してもらう。

処方箋を作成してもらう際に重要なのが、「楽に見えるメガネにしたい」と伝えること。これが一番重要だと言ってもよい。

③「何用のメガネ」なのかを伝える。

その際に、メガネを「どんなことをする時」「どれくらいの距離のモノを見る時」に使うことが多いかなどを、併せて詳しく伝えておくとよい。

④実際に、処方箋通りのメガネを購入する。

販売店へ行き、処方箋通りにメガネをつくってもらう。

それぞれを、もう少し詳しく説明しよう。まず①の「眼科医に相談する」。コンタクトレンズの場合は、処方箋をもらうために眼科医に行く人がほとんどだが、メガネは処方箋なしで販売店に行き、そのまま購入するという人も多いのではないだろうか。

だが、特に眼精疲労などの具体的な症状で悩んでいてメガネを購入するなら、ぜひ眼科の受診をおすすめしたい。もしかすると、その症状はメガネの合う／合わないではなく、ほかの目の疾病の可能性もあるからだ。近視（特に強度近視）の人なら、様々な合併症のリスクが高くなっているため、眼底検査などの検診も兼ねて眼科に行ってはどうだろうか。

病院の選び方については、一つの参考として「眼科専門医」を検索して受診する方法がある。眼科専門医は日本眼科学会が認定する専門医制度のことで、5年間の眼科臨床研修や、専門医認定試験に合格することなどの条件が求められている（さらに、この資格は5年ごとに更新が必要）。眼科専門医は都道府県別に検索ができるサイトがあり、近くの診療所や病院の眼科医を検索して調べることができる。[*5]

次に②「処方箋の作成」。眼科医もできる限り、患者に満足のいく処方箋を出したいと考えているはずだ。そこで、「遠くを見るためでなく、楽に見るためのメガネをつくりたい」と、ハッキリ伝える必要がある。

また、処方箋に疾病名や症状などを明記することで、購入費用は医療費控除の対象となる。法令等については、今後改定される可能性もあるが、国税庁のサイトなどで確認していただきたい。疾病名には、先ほど説明した「斜視」も含まれるため、プリズムレンズなどを購入の際には活用できる可能性がある。白内障などの持病を持っている場合も、眼科医に相談してみてほしい。[*6]

③の「何用のメガネかを伝える」は、②の「楽に見えるメガネ」にするために必要不可欠な情報だ。どんな距離を見ることが多いのかを伝え、その距離が楽に見えるようになるよう、度数を設定してもらおう。

メガネをかけて複数の距離を見る機会が多い人は、先に説明した「累進屈折力レンズ」を検討することも有用だ。この辺りの話をしっかり聞いてくれるかどうかも、よい処方箋を書いてくれる眼科医を見極めるポイントになるかもしれない。

最後は、④の「販売店で処方箋通りのメガネをつくってもらう」。これは、わざわざ特筆するほどではないのではと思われる方もいるかもしれない。だが、「処方箋通り」というところが重要だ。

特に眼科医と相談して、少し「思い切った」メガネを処方してもらった場合（例えば、近くを見るためにかなり度が弱い、プリズムが強いなど）、事情を知らない販売員から、「大丈夫ですか？」と聞かれることがある。

かく言う私も実際にメガネを購入する際、処方箋を見た店員に、「このプリズムは、もう少し弱めたほうがいいと思いますが、どうしますか？」と聞かれた。メガネ店の店員にこう聞かれると、「大丈夫かな」と弱気になってしまうが、眼科医との相談を思い出し、そのままつくってもらったところ、非常に快適なメガネになった。

そもそも医師の処方箋を勝手に変えることがあってはならないのだが、それでも、メガネ店の店員の意見がもっともだと感じたなら、眼科医に連絡を取って相談したり、再度受診して処方箋をつくり直したりする手もある。手間はかかるが、それだけの価値はある。

メガネは、人によっては家族以上に長い時間をともに過ごす、重要な存在だ。そのため、もし合わないメガネをかけ続ければ、悪影響の積み重ねは非常に大きなものとなる。人生のパートナーを探す気持ちで、「人生を変えるメガネ」を探してみてほしい。

何が過矯正を生んでいるのか

「どうして過矯正を選んでしまう人がこれほど多いのか」。この疑問は、じつは私たちが抱く「よい目」というイメージと密接に結びついている。

パソコン、タブレット、スマートフォンなどの「デジタルデバイス」が急速に普及していることからわかるように、目とモノとの距離が、30センチ以内の「近業」をする機会が増加している。みなさんがこの1週間を思い出してみて、近業をしなかった日はあるだろうか。

私たちは、まさに超近視時代を生きている。にもかかわらず、どうしてわざわざ近くのモノを見ると疲労が蓄積してしまう「過矯正」のメガネをかけた（コンタクトレンズをつけた）人がこんなにも数多く存在するのだろうか。よくよく考えてみると、時代と逆行しているように感じないだろうか。

その理由の一つは、超近視時代「なのに過矯正」、ということではなく、超近視時代「だからこそ過矯正」になってしまっているという実情だ。

どういうことか。じつは、先に紹介した梶田さんの「診療所を訪れるメガネが合っていない人のうち7割以上が過矯正」という話には、ある注釈が必要だ。それは、「生活スタイルを考えると、過矯正の状態の人を含む」というもの。つまり、**かつてのライフスタイルであれば、適切だったメガネの度数も、近業が増加したこの超近視時代においては、その度数が「過矯正」と同じ状況を生んでしまう**、ということなのだ。

第1章で説明した通り、目とモノとの距離が近くなればなるほど、焦点は網膜の奥へとずれてしまう。ある程度、距離が離れているものを見ているならば、その度数で焦点が網膜上に来るものが、近業を行うことで目の奥に行きすぎてしまう、というように。

要するに、遠くがよく見えるメガネは、こんなに近くを見続けることのなかった時代が基準になっているのだ。生活スタイルが劇的に変化しても、この基準がアップデートされず、多くの過矯正状態を生んでしまっているということなのだ。

梶田さんは、この状況について次のような表現をしている。

「すごく過酷な時代です。これまで人類が誰も経験したことがないほどの近い距離に、長時間ピントを合わせなければいけない環境ができてしまっているのです」

視力信仰を捨てる

梶田さんの話を聞いて、「なるほど」と思わず膝《ひざ》を打ったもう一つのキーワードが「視力信仰」だ。視力検査で「視力1・0」と診断されたことがある人なら、どこか誇らしい気持ちになった記憶がないだろうか。

少なくとも、私はある。かつて、中学1年生の頃、視力1・2なんて言われると「100点満点で120点」と言われたような気持ちになったのを思い出す。

しかし、私たちは大事なことを見落としていたのかもしれない。そもそも「視力」とは何だろうか。じつは視力にはいくつかの種類があるのだが、私たちが話題にする「視力」は、「遠見視力《えんけんしりょく》」と呼ばれるものだ。

つまり、「遠くがよく見えるかどうか」という指標だ。私たちは、近業が増えたこの超近視時代にあって、いまなお遠くがよく見えるかどうかという指標のみで、目のよし悪しを決めてしまっているのだ。

取材の過程で、歴史的な視力検査の写真を調べたところ、第二次世界大戦下の徴兵検査の一場面を映した写真が見つかった。ふんどし姿で視力を測る青年たち。確かに、戦地で遠くが見えることは非常に重要だったに違いない。

さらに歴史を遡《さかのぼ》ると、かつてアラビアでは優秀な戦士を選ぶ試験として、北斗七星を使った検査をしていたらしい。北斗七星の「柄」のほうから2番目の星「ミザール」のすぐそばに、暗くて小さい「アルコル」という星がある。この2つの星を見分けることができるかどうかをテストして、優秀な兵士を選抜していたらしい。「戦争」において、いかに遠くが見えることが有利と考えられてきたかがわかる。

しかし、現代では運転時や駅の表示を見る時などを除き、基本的に近くを見ている。にもかかわらず、遠くを見る能力を示す「遠見視力」が目の指標としてそのまま使われ、過信されてきた結果（もちろん遠見視力検査は重要な検査ではあるのだが）、メガネを購入する際に「遠くがよく見えるように」つくってしまいがちになっている。

度数を強くすれば、より遠見視力は上がり、遠くをよく見ることができるようになる。当然、視力検査の結果は1・0以上など、満足のいく結果になるだろう。しかしその反面、焦点は必要以上に目の奥へずれてしまい、特に近くを見る際、眼精疲労だけでなく、近視をさらに進行させてしまうリスクまで高めてしまっている可能性がある。

読者のみなさんは、こうした状況を知りながら、過矯正のメガネを売る販売店や、処方箋を出す眼科医はけしからんと思われるだろうか。確かに、そうかもしれないが、取材に応じてくれたメガネ販売店のあるスタッフは、「お客様から、『せっかく買ったのに、実際にかけてみたら、遠くがよく見えないじゃないか！』と、購入後にクレームをいただくこともあります」と言っていた。

つまり、これはメガネを処方したり販売したりする側だけの問題ではなく、どんなメガネを――もっと言えば、どんな見え方を――私たちが求めるか、という問題でもあるのだ。

梶田さんは、この問題について、「メガネを処方したり販売したりする側にも、意識しないといけない点はたくさんありますが、メガネを購入するみなさんの意識が変わらなければ、絶対に解決しない問題だと思います」と話した。

本書では、冒頭から、近視や目の「新常識」という言葉を使ってきた。もちろん研究から明らかになってきた、これまで誰も知らなかったような事実も多数紹介してきたが、じつは最も大切なのは「そうではない新常識」のほうだ。

それは、改めて私たちの生活を振り返り、その中でどんな見え方を理想とするのかを、一歩立ち止まって考えてみるということだ。「近視になったら、とにかく遠くがよく見えるように度数の強いメガネをかけるべきだ」というような一昔前の「常識」ではない。私たち自身の毎日の生活にフィットした新常識を身につけることが、超近視時代に目を、視力を守るために、最も大切なことなのだ。

これが、番組取材で各国の専門家から教えてもらった、一番重要なメッセージであると思っている。

注

＊1　『眼鏡DB（データベース）2016』眼鏡光学出版、2016

＊2　日本眼科医会「子どものIT眼症　4　心配な子どもへの影響」、https://www.gankaikai.or.jp/health/36/04.html

＊3　国立成育医療研究センター「コロナ×こどもアンケート第1回調査　報告書」（修正2021年4月5日版）、https://www.ncchd.go.jp/center/activity/covid19_kodomo/report/CxC1_finalrepo_20210306revised.pdf

＊4　宮浦ら「視力受診勧奨者の屈折等に関する調査」『日本の眼科』91巻6号：（2020）

＊5　日本眼科学会の専門医検索は、https://www.nichigan.or.jp/public/senmonlist/。

＊6　国税庁「医師による治療のため直接必要な眼鏡の購入費用」、https://www.nta.go.jp/law/shitsugi/shotoku/05/53.htm

あとがき

私たちは、「目によい」と言われた時「へえー、そうなんだ」と、なんとなくわかった気になってしまう。しかし少し調べ始めると、その言葉の漠然とした意味の広さに気づく。そして、本当に「目によい」とは何なのだろうか、と考えこんでしまう。

朝起きてから夜寝るまで——いや、じつは寝ている間でさえも——明るさを感知しているらしい私たちの目は、生まれてから死ぬまで休むことなく脳に情報を送り続けているといっても過言ではない。私たちにとって、目は毎日の生活に欠かせない当たり前のもの。だからこそ、目についての情報に興味を持つ人は多く、巷に情報が溢れているのだろう。そして、目についての悩みは広く、深く、人によって様々だ。

取材を通して、そうした「目の世界」の一端に触れていく中で、私の日々の行動も少しずつ変わっていった。在宅勤務で使っている机の向きを変え（パソコン画面から視線を外すと窓の外が見えるような向きにした）、ノートパソコンでも目と画面との距離をあけた（外付けのモニターとワイヤレスキーボードを接続した）。電車で使っていたスマートフォンは、画面を目から30センチより離すのが難しいことに気づき、次第に見なくなった。

自分の頭の中では、取材をして情報を得ることで「目によい」というイメージが徐々に具体化されていき、近視・眼精疲労という観点での自分なりの「目によい」を実践できるようになってきた。毎日の生活を変えることは簡単ではないが、これを読んだ方にも同じような変化を感じてもらえたら……と思いながら執筆したのが本書である。

目と近視の研究は、まさに日進月歩だ。それに伴って「目によい」という言葉の意味も日々、アップデートされている。その情報を追い、本書の「続報」をお届けできる日を迎えられるよう、今後も取材を続けていきたい。

さて、本書の執筆にあたって、まず御礼を申し上げたいのは、取材を受けてくださった石﨑脩也くんとご家族をはじめ、京都教育大学附属京都小中学校のみなさまと、江東区立元加賀小学校のみなさま。続いて、患者や国内外の専門家のみなさま。また、出産を控えながら取材、分析、インタビュー、オンライン相談にご尽力くださった東京医科歯科大学の五十嵐多恵さんへ、深く感謝申し上げたい（出産、誠におめでとうございます）。

そのほか、日本眼科学会、日本近視学会、日本眼科医会、日本視能訓練士協会をはじめとする学会・協会のみなさま。番組と本書はみなさまのご協力なしには成立し得ませんでした。新型コロナの感染拡大が続く中で適切にご対応いただきながら、快くご協力くださったことに深く感謝申し上げます。

後に掲げる番組制作スタッフにも深く感謝します。私の「近視って何？　どうしたらいい？」という漠然とした疑問を深め、番組になり得る質にまで演出や情報の精度を高めていただいた。特に中井暁彦プロデューサーには、「クローズアップ現代＋」からずっと見守っていただき、本書の内容確認までしていただきました。

本書出版のきっかけをくださったNHK出版の倉園さん・山北さんのお二人からは、執筆初心者の私にもわかるよう丁寧かつ重要なアドバイスをいくつもいただきました。

そして、番組をつくる強いモチベーション（「目を守りたい！」）をくれた2歳の息子・

史海と、仕事だけでなく本書の執筆も温かく見守って（その間、息子も見守って）くれた妻の舞に、深く、深く、感謝します。本を書くという夢が叶いました。ありがとう。

二〇二一年五月

大石寛人

主な参考文献

日本近視学会・日本小児眼科学会・日本視能訓練士協会（編）『小児の近視――診断と治療』三輪書店、2019
梶田雅義『人生が変わるメガネ選び――メガネ選びの新常識』幻冬舎メディアコンサルティング、2014
所敬・大野京子（編）『近視――基礎と臨床』金原出版、2012
所敬『屈折異常とその矯正　改訂第7版』金原出版、2019
坪田一男（編）『診療で役立つ！　近視進行予防のサイエンス』金原出版、2019
対馬栄輝（編）『医療統計解析使いこなし実践ガイド――臨床研究で迷わないQ＆A』羊土社、2020

本書のもとになった番組

NHKスペシャル（2021年1月24日放送）

「わたしたちの“目”が危ない　超近視時代サバイバル」

クローズアップ現代＋（2019年11月7日放送）

「近視の常識が変わる！」

あさイチ（2021年3月4日放送）

「私たちの目が危ない！　今日からできる対策編」

ガッテン！（2018年2月28日放送）

「あなたの目にベストマッチ！『幸せメガネ』SP」

番組制作スタッフ

出演

合原明子　青井 実

撮影

今井 輝　島根英幸　郷田雅男　名畑裕貴

音声

佐々木誠司　土居元翔太

編集

神澤尚宏　田島義則　伊藤 彰　笹野真史

リサーチャー

粟田経弘　土屋千恵　谷村エマ　三浦仁美　佐々木里紗

取材

安土直輝　出口拓実

ディレクター

大石寛人　石濱 陵　中山達貴　中村拓史　池田周平

プロデューサー

三角恭子　小澤恵美

制作統括

中井暁彦　鈴木伸元　籔内潤也　斉藤 潤

校閲　河津香子
イラスト　原　清人
DTP　角谷　剛

大石寛人 おおいし・ひろと
NHK制作局・第3制作ユニット（科学）番組ディレクター。
筑波大学大学院数理物質科学研究科（博士前期課程）修了後、
2011年にNHK入局。広島局・福井局を経て現部署へ。
NHKスペシャルやクローズアップ現代、ガッテン！、
サイエンスZEROなどの番組を担当し、
「防災」「原子力」「近視」などのテーマを中心に取材。

NHK出版新書 657

子どもの目が危ない
「超近視時代」に視力をどう守るか

2021年6月10日　第1刷発行

著者　大石寛人
NHKスペシャル取材班

発行者　森永公紀

発行所　NHK出版
〒150-8081 東京都渋谷区宇田川町41-1
電話（0570）009-321（問い合わせ）（0570）000-321（注文）
https://www.nhk-book.co.jp（ホームページ）
振替 00110-1-49701

ブックデザイン　albireo

印刷　新藤慶昌堂・近代美術

製本　藤田製本

Printed in Japan ISBN978-4-14-088657-1 C0247

NHK出版新書好評既刊

652 新世紀のコミュニズムへ
資本主義の内からの脱出
大澤真幸
資本主義を超える。それは、いかにして可能なのか？ 持続可能な未来に向けた真の課題とは何か？ パンデミック後の思想的課題に鋭く迫る！

653 「現金給付」の経済学
反緊縮で日本はよみがえる
井上智洋
現金をばらまき、インフレ好況をつくり出せ！日本経済の停滞を打ち破る、金融緩和でも構造改革でもない「ラディカルな解決策」を提唱する一冊。

654 新・いのちを守る気象情報
斉田季実治
激甚化する自然災害にどう備えるか。人気の気象キャスターが、気象情報の読み方と防災知識を徹底解説。前著の情報を更新した改訂最新版！

656 宗教の本性
誰が「私」を救うのか
佐々木閑
科学にも通じる仏教学者が、一神教、多神教、二元論宗教、イデオロギーまで、「なぜ人間は宗教なしで生きられないのか」を解き明かす、究極の宗教論。

657 子どもの目が危ない
「超近視時代」に視力をどう守るか
大石寛人
NHKスペシャル取材班
スマホやタブレットの使用、ゲームのやり過ぎが、子どもの深刻な近視を引き起こしている。科学的根拠のある治療法を徹底取材をもとに紹介する。